くすりと健康

―春夏秋冬―

野村靖幸 著

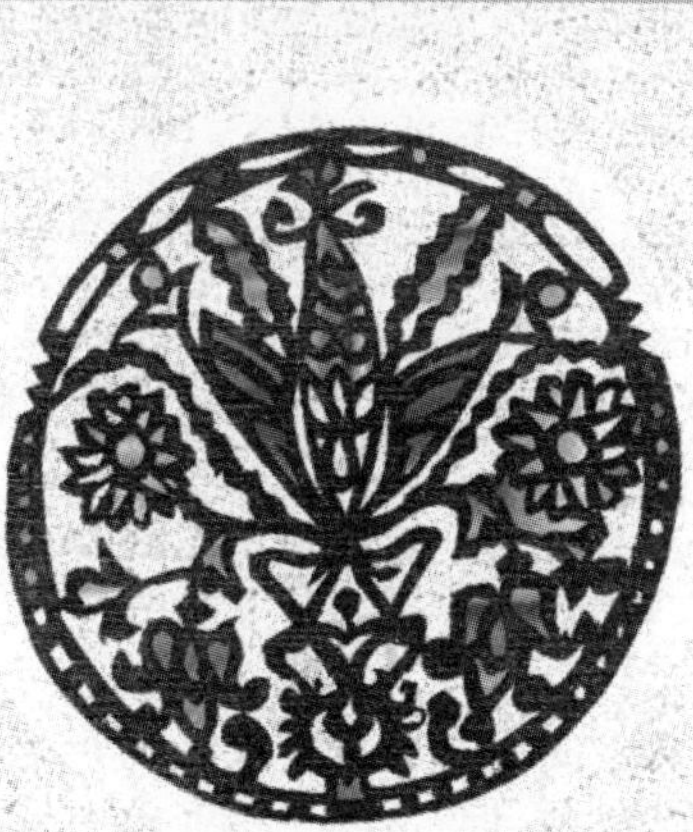

薬事日報社

はじめに

「健康でありたい」、「病気になりたくない」、「病気になったら早く治りたい」は万人の願いです。

有史以来、くすりは病気と闘い多くの人々を救ってきました。素朴なくすりである草根木皮は、時とともに進化し生薬として現在に至っています。古代メソポタミア、エジプト、さらに古代ギリシャ、ローマ、古代中国、そして中世、近世を経て近代、現代へと連綿と続く歴史に沿って進歩する医学・薬学――それによって、医薬品は高度化・精密化されて、今日、くすりは、私たちの尊いいのちと毎日の健康・生活を守るのになくてはならない役割を果たしています。

くすりを巡って、昨今、多くの動きや課題が見出されます。

処方せん薬が1万数千種といわれるほど数多くの合成化合物、天然由来化合物やバイオ医薬等のくすりが医療に貢献しています。加えて、難治性がんに著効を示す分子標的薬、また認知症や糖尿病、動脈硬化症等生活習慣病の予防・治療に役立つ新薬も登場しています。今後も革新的戦略にもとづく新薬の臨床応用が期待されます。

近年、合成薬などの西洋薬に対し、温和な作用を持ち慢性疾患に優れた効果をもつ和漢薬が評価され、臨床使用も多くなっています。補完・代替医療のひとつともいわれる漢方薬等は、東西融和の医療に向けて注目されています。また食物・機能食品は、「薬食同源」、セルフメディケーションとして予防医療の中心に位置するでしょう。

多くのくすりが有効に使用されている一方で、重要な課題もあります。複数医薬品の併用等により生ずる副作用を未然に防止するための適正使用の遂行、さらに一人ひとり異なる薬物感受性（医薬品への個別応答性）の差から生じる薬効差に基づく個別薬物療法の確立が要望されているのです。

平成18年、薬学部教育制度に六年制が導入されました。明治初期にわが国の近代薬学がスタートし130有余年、「化学物質」に重点が置かれていた薬学は、「病気を治す」に比重を移しました。医療、薬物療法の進歩とともに、これを支える薬学、医学、生命科学の著しい発展が背景にあります。患者本位の薬物療法を担える実力ある医薬品の専門家・高度薬剤師の育成を目的に導入された薬学部六年制が現在進行しています。

くすりを巡る昨今の動きの中で、四季折々のくすりにまつわる話題を主にして、各種トピックも採り上げ、親しみやすさと分かりやすさを心がけ執筆しました。またサイエンスの進歩も考慮したエッセイとすることを旨とし、「くすりと健康〜春夏秋冬〜」と題して刊行したものが本書です。

本書を手にされた読者各位が、くすりや健康、病気について関心を持たれ、健やかで有意義な日々を過ごされることになれば幸です。

今回、本書の企画にご協力・出版いただきました薬事日報社制作本部の河邉秀一出版局長と内園孝司氏に心から感謝いたします。また、終始支援をしてくれた家内野村法子に感謝いたします。

2013年9月

野村　靖幸

くすりと健康～春夏秋冬～　目次

〈春〉

〈冬〉

春

8020
健康を支える歯

6月4日から1週間は、歯を大切にする「虫歯予防週間慣」です。虫歯や歯周病や腐肉襲などで悩む人は多く、歯周病は現在、成人の80％がかかっているといわれています。

歯の病気は往々にして耐え難い痛みを伴います。一般に、痛みを抑えるため解熱性鎮痛薬や抗炎症薬を使います。さらに痛みや炎症の原因となる細菌を抑え殺すために抗菌性抗生物質を使用します。

病状が進行しているときの治療などには痛みを伴います。痛みを感じないように局所麻酔薬（リドカインやブピバカイン、ジブカインが汎用されます）を病巣付近の歯肉に注射し、歯髄を一時的に麻痺させます。歯髄は歯の感覚を脳に伝え、歯を守る神経なのですが、治療のときは痛みを伝えるからです。

予防医療の観点から歯科では、歯垢・歯石を取り除くことの重要性や歯磨きの仕方など口腔の衛生管理を指導しています。口腔には各種細菌が生息しています。体調不良のため免疫力が低下すると、これらの細菌が増殖し、歯や口腔の炎症を引き起こします。

また、これらの細菌により、思いがけない全身の病気も発症することが知られています。歯磨きの励行は、口腔・歯のみでなく全身の健康を守る上でも大切です。自分の歯でかむことで食べ物をおいしくいただくことができますし、しっかりかむことで脳に刺激を与えて脳の老化を防止できることも知られているのです。

80歳で20本の自分の歯を持つことが理想といわれています。「80歳になっても自分の歯を20本以上保とう」という「８０２０《はちまるにいまる》運動」も行われています。歯を大切にして、いつまでも若々しく過ごしたいものです。

花粉症

ヒスタミンが症状を引き起こす

どこかで春が　生まれてる　どこかで水が　流れ出す――春の訪れを待ち焦がれる心がよく表れている唱歌の一節です。春はすぐそこに来ています。

ところがこのうれしい陽春に、花粉症に悩まされる人が日本人の20％はいるといわれています。その多くはスギ花粉が原因ですが、ヒノキ、ブタクサ、ヨモギなどの花粉も原因となります。

私たちの体は、病原微生物が侵入すると、それを排除して感染症の発病を防ぐ働きがあります。これが体の防御機能としての免疫です。花粉が体に入ったときも免疫反応が起こります。

花粉が体内に入ると、私たちの体は花粉を異物と認識し、それが引き金（抗原といいます）となって抗体という新しい物質を作ります。その後、同じ花粉（抗原）が体に入ると、前に作られた抗体と抗原が反応を起こし（「抗原抗体反応」といいます）、抗体が抗原（花粉）を排除しようとするのです。

一方、この免疫反応に伴い、体内の肥満細胞にたまっているヒスタミンという物質も放出されます。そのため、ヒスタミンによるくしゃみ、鼻汁や涙の分泌、充血、のどの痛み、かゆみなどのさまざまなアレルギー症状が引き起こされることになります。治療には抗ヒスタミン薬、抗炎症薬、ステロイドなどが使われます。

花粉症の人は花粉飛散情報に注意し、なるべく外出を避けたほうがよいでしょう。もし外出するときは眼鏡、マスク、帽子を付けること、帰宅時は家に入る前に衣服や持ち物の花粉を払い落とし、手、顔、目、鼻を洗い、うがいをすることです。

桜皮

咳止めや痰切りに

さくら　さくら　弥生の空は　みわたす限り　かすみか雲か――唱歌の歌詞にあるように、桜は私たちに春の訪れの喜びを伝えてくれる、美しくもやさしい花を咲かせるわが国古来の樹木です。

桜は、花が私たちの目を楽しませてくれるだけでなく、樹皮が生薬として健康にも役立っています。ソメイヨシノ、オオヤマザクラ、ヤマザクラなどの樹皮を5～8月にはぎとって乾燥した生薬が「桜皮《おうひ》」です。

桜皮は、その煎じ液が咳止めや痰切りの作用を持っています。腫れ物にも効きますし、食中毒、胃腸炎にも有効です。

桜皮が含まれる漢方薬として「十味敗毒湯《じゅうみはいどくとう》」があります。化膿した皮膚病、失神、蕁麻疹に有効であるばかりでなく、アレルギー体質の改善にも使われます。

十味敗毒湯は、江戸時代の優れた外科医華岡青洲が編み出したもので、日本独自の漢方薬です。治療に用いられるとともに、民間療法にも使用されていたようです。

桜の花びらの塩漬けを湯にいれて飲むと酒酔いによいといわれます。またオオシマザクラの葉は香り高く、桜もちを包むのに使われていて、私たちの食生活を楽しませてくれています。

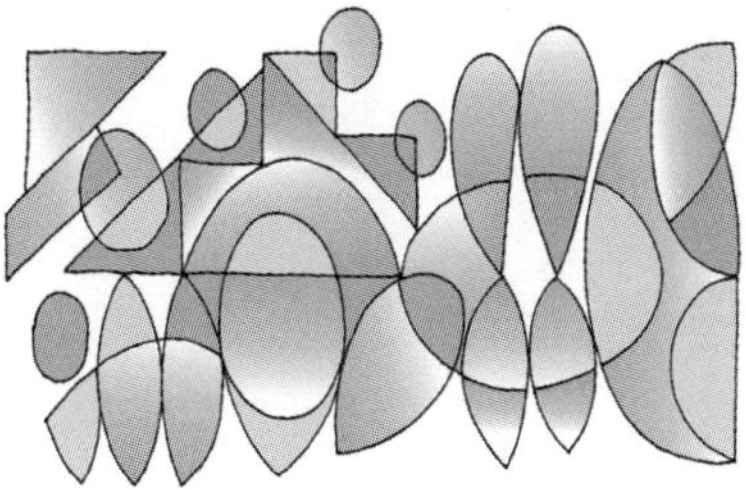

連翹

排膿・解毒効果

早春、まだ葉が出ないうちに濃い黄色の美しい花を咲かせるのが連翹《れんぎょう》です。古く中国から伝えられ、わが国では観賞用として栽培されています。

連翹やその類似種である支那連翹《しなれんぎょう》の果実を乾燥させて作った生薬が「連翹」です。リグナンやトリテルペンといった化学成分を含んでいます。膿を出したり、解毒、消炎、利尿作用を持っており、腫れ物や湿疹にも効きます。連翹を構成生薬とする漢方薬には「清《せい》上防風湯《じょうぼうふうとう》」や「荊芥連翹湯《けいがいれんぎょうとう》」があります。両方ともニキビに効きますが、前者は真っ赤に腫れて化膿したニキビに、後者はくすんだおとなしいニキビに有効です。

荊芥連翹湯はニキビ以外に、アトピー性皮膚炎、蓄膿症、慢性鼻炎、中耳炎、扁桃腺炎などにも使用されます。荊芥連翹湯は、連翹のほかに体質改善作用を持つ生薬を含み、特に若い人の体質改善に有効といわれます。

便秘や肥満、高血圧症に用いられる「防風通聖散《ぼうふうつうせいさん》」にも連翹が配合されています。

菖蒲

未病への知恵

やねよりたかいこいのぼり　おおきいまごいはおとうさん――澄んだ青空にこいのぼりが高く元気よく泳ぐ季節が到来しました。5月5日はこどもの日、古くは端午の節句とも呼ばれました。

端午に菖蒲《しょうぶ》を家の門や軒につるす風習があります。これは中国から伝わったもので、邪気を家の中に入れない、門前で追い払うためのまじないです。菖蒲は「尚武」にも通じるといわれ、武家に愛されてきました。

菖蒲は池のほとりにまっすぐ天に向かって葉を伸ばすサトイモ科の植物です。その葉と根（根茎）には芳香があります。秋から冬にかけて、根茎を採って洗い、二つに割ってから乾燥させると、生薬の「菖蒲根《しょうぶこん》」となります。鎮静、鎮痛、咳止め効果があるとされますが、このほか芳香・健胃作用も報告されています。

酒に漬けて薬酒（菖蒲酒）としたりしますが、風呂に入れると体を温め、神経痛やリウマチによく、疲労回復効果もあるといわれています。

少年の日の初夏の夕べ、「病気をせずに元気に育つように」と、菖蒲の葉を浮かべた風呂に入らせてくれた母の親心にいまさらながら思いをいたすとともに、自然の恵みを「未病（病気になる一歩手前の状態）」に生かす東洋の知恵をあらためて認識するものです。

端午の節句と菖蒲――子どもの健やかな成長への祈りと季節感、そしてそれを支える科学という絶好の組合せは、私たち日本人の心に染みるものがあります。

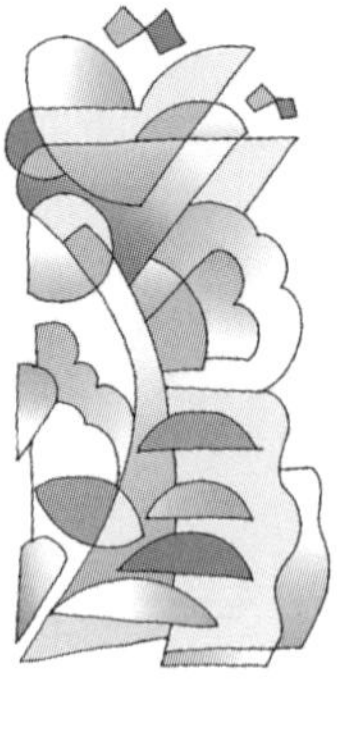

五月病
心の風邪

「いとうるわしき　五月のころ　なべてのつぼみ　花と開く——ドイツの詩人ハインリッヒ・ハイネがうたったように新生の息吹がみなぎり、心も体もウキウキするベストシーズンです。

ところが、さわやかな季節とは裏腹に、気が滅入り、仕事に身が入らず、食欲もなく、眠れない、頭が重い、体がだるいなどの症状に悩む人が出るときでもあります。特に新入社員や大学新入生たちが、新しい環境に対応しようとする緊張感がストレスとなり、心身ともに疲れがたまり、このような状態になるようです。

ちょうど今頃の季節に多くなるので、五月病とも呼ばれています。フレッシュマンに限らず誰もがかかりうる「心の風邪」のようなものです。必ず治ります。休養や睡眠を十分取り、ゆとりを持って過ごしましょう。

うつ病は気分をコントロールしている脳内の神経伝達物質（セロトニンやノルアドレナ

リン）の働きが低下するため発症すると考えられています。

うつ病治療薬としてイミプラミンやアモキサピンなどが広く使用されています。その治療作用は、セロトニンやノルアドレナリンの中枢神経作用を高めることによると考えられています。

近年、副作用が少なく、安全性の高いフルボキサミンやパロキセチンなどの「選択的セロトニン再取り込み阻害薬」（ＳＳＲＩ）が使われています。

最近ではより安全性が高く、治療効果が早く出る「セロトニン・ノルアドレナリン再取り込み阻害薬」（ＳＮＲＩ）のミルナシプランも注目されています。

うつ病の薬物療法にあたっては、精神科や心療科の医師に相談することが必要です。

急増する糖尿病

まずメタボ対策を

厚労省が発表した「平成23年度国民健康・栄養調査」の結果によると、日本人の肥満（ＢＭＩ＊25以上）割合は、男性が30・３％、女性が21・５％でした。年代別に見ると肥満が多いのは、男性が40歳代（34・８％）、女性が70歳以上（26・４％）です。また、メタボリックシンドローム（内蔵脂肪症候群）が強く疑われる者の割合は、男性28・８％、女性10・４％でした。メタボが進み発症する生活習慣病の一つ糖尿病については、糖尿病が強く疑われる者の割合は男性15・７％、女性７・６％です。日本人の人口は、現在約1億２８００万人ですから、男性は約２０１０万人、女性は約９７３万人に糖尿病の疑いがあることになります。

さて、糖尿病の判定基準ですが、血糖値が空腹時１２６㎎／dL以上、食後2時間後で２００㎎／dL以上の場合とされています。通常、食事を取ると血糖値が高くなりますが、すい臓からインスリンが分泌され血糖値は下がります。なお、近年、血糖値のほかに糖化ヘモグロビン（ＨｂＡ１ｃ＝ヘモグロビンエイワンシー）値も糖尿病の診断に用いられています。糖が結合したヘモグロビンの割合を示す値で、６・５％以上が糖尿病と判定されます。

糖尿病ではインスリン分泌量が少なかったり、インスリンの効果が出にくかったりして血糖値が上昇し、それがいつまでも続きます。肥満、運動不足、加齢などが発症原因ですが、体質も関係します。糖尿病は腎不全、視力障害、神経障害などを併発します。また、動脈硬化を悪化させ、脳卒中、心筋梗塞なども引き起こす恐ろしい病気です。

糖尿病の予防・治療にはカロリーを制限し、栄養バランスも取れた食事を取り、適度に運動するとともに禁煙することも必要です。

薬物治療で使用されるアカルボースは糖質（でんぷんなど）の腸からの吸収を抑えるため、食後の過血糖を改善します。インスリンの分泌を促進するスルフォニルウレア系やフェニルアラニン系は飲み薬として、また、インスリンそのものも毎食後に皮下注射として使われています。

＊ＢＭＩ　肥満度を示す値。20以下はやせ、20～24は普通、24以上は肥満。計算式は次のとおり。BMI＝体重（kg）÷［身長（m）×身長（m）］

認知症

アルツハイマー型と脳血管型

認知症は大別すると、アルツハイマー病によるものと脳血管性のものに分けられます。認知症の約40％以上を占めるアルツハイマー型認知症は、何らかの理由でアミロイドというタンパク質が脳にたまることが発端であるという考え方が有力です。この影響で海馬（記憶に関与する部位）の神経細胞が多く死滅し、脳の組織も萎縮します。このため記憶、認知などに障害が起こり発症します。

脳血管性認知症は、脳の血液循環障害のため血液から脳に酸素やブドウ糖が十分補給されなくなると多数の神経細胞が死んで発症します。

認知症の早期発見・診断法として、長谷川式と呼ばれる問診のほかＭＲＩ（磁気共鳴画像装置）やＰＥＴ（陽電子放出断層撮影装置）を使用した脳画像診断法などがあります。

治療には日本で開発され、世界で認知症の患者を救っているドネペジル（商品名アリセプト）が広く使用されています。この薬は脳内の神経伝達物質の一つアセチルコリンの量を増やし、物忘れを改善したり、アルツハイマー型認知症の進行を抑える作用があります。類似の作用をもつ治療薬にリバスチグミン、ガランタミンがあります。また、グルタミン酸の神経毒性を抑えるメマンチンも使われます。しかし、これらはいずれも根本治療薬ではありません。

現在、アミロイドの産生抑制、分解促進などの作用を持つ根本治療薬の開発研究が世界で進められています。なお、脳血管性認知症には血栓溶解剤や脳保護剤が使われます。

アルツハイマー病の予防法としては、友人との交流や趣味・運動を行い脳を適度に刺激すること、食事は過酸化抑制物質（フラボノイド、ビタミンA、C、Eなど）を含む野菜・果物を食べることなどがよいといわれています。DHAやEPAと呼ばれる不飽和脂肪酸を含む魚類を多く食べることも推奨されます。

脳血管性認知症の発症には、高血圧や高脂血症、糖尿病などが密接にかかわることから、このような病気の予防に良いとされている食事が効果的です。

蓬

有用な春の野草

野に山に若草が芽を出してきました。代表的な野草は蓬《よもぎ》です。蓬は乾いた河原やあぜ、道端に自生するキク科の多年草です。艾《もぐさ》としても知られています。

蓬は、草餅や草だんごに使われ親しまれているほか、乾燥させて揉んで得た白い綿毛がお灸に使われています。草餅や草だんごに使われてきたのは、タンパク質やカルシウム、ビタミンを含み、栄養豊かなためでしょう。

蓬餅や蓬団子は懐かしい故郷の味や匂いを持っています。この匂いは、蓬に含まれる「シネオール」という香り成分によるものです。少年のころ、転げまわって遊んでいてけがをしたとき、傷に蓬を揉んでつけた記憶がよみがえってくる方も多いことでしょう。シネオールには抗菌作用もあります。

また、蓬は活性酸素消去（抗酸化）作用成分を持ち、がんや老化を予防します。さらに、むくみをとり、目の疲労（眼精疲労）もとり去るなど、多彩な作用を持っています。

蓬の葉を乾燥させた生薬が「艾葉《がいよう》」です。艾葉の配合された漢方薬として、「芎帰膠艾湯《きゅうききょうがいとう》」があります。この漢方薬は艾葉のほか、地黄《じおう》（アカヤジオウの根）、芍薬《しゃくやく》（シャクヤクの根）、当帰《とうき》（トウキの根）、甘草《かんぞう》（カンゾウの根）、川芎《せんきゅう》（センキュウの根茎）、阿膠《あきょう》（ロバの皮や骨）といった生薬から成り、各種出血、特に痔の出血に有効です。

こんなにも多くの点で、私たちの健康に役立つ蓬が春の野原の至るところに生えていることは驚くべきことだと思います。

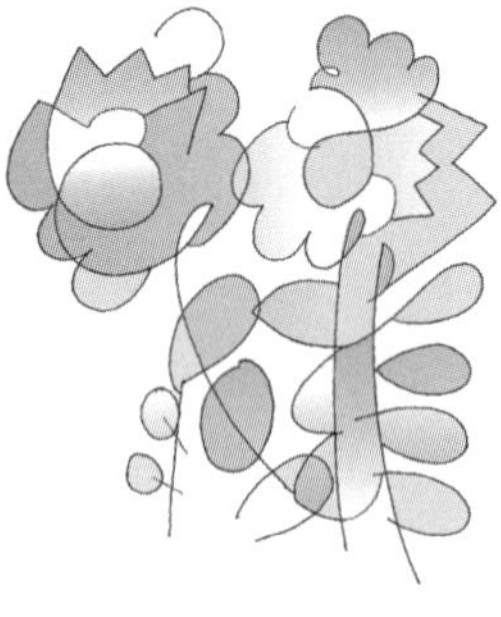

柳

アスピリンのもと

春の訪れとともに花を咲かせ葉をつける柳、そのしなやかな枝ぶりとさわやかな緑の葉が目を引くこのごろです。

柳の樹皮や葉に解熱作用があることが、18世紀に英国で発見されました。またその成分はサリチル酸という物質であることが、19世紀にドイツで解明されました。

サリチル酸は発熱、頭痛、リウマチ、関節炎などに有効な薬ですが、強い苦みのため嘔吐を引き起こしたり、胃腸粘膜を傷つけたりします。そこでドイツで研究が行われ、サリチル酸の化学構造を変える（アセチル化する）と毒性が低くなることがわかり、アスピリンが誕生しました。

アスピリンは、プロスタグランジンという炎症を起こす物資が体内で生成するのを抑え、解熱や消炎作用を発現します。しかし、プロスタグランジンは、気管支を健康に保ったり、胃壁を胃酸から守ったりする大切な役割も担っています。このため、アスピリンを服用するとプロスタグランジンの生成が抑制され、胃腸粘膜を傷つけたり、気管支ぜんそくを悪化させたりする副作用が起きるのです。

また、アスピリンは血液凝固にかかわるトロンボキサンの生成も抑えるため、出血しやすくなります。

風邪をひいて高熱が出て頭痛がするとき、アスピリンを内服して胃に障害などの副作用が出ないように、内服薬から座薬に切り替えることも行われています。

柳の成分のサリチル酸からは、アスピリン以外にパラアミノサリチル酸（パス）という化合物も合成されています。これは初めての抗結核薬となって、結核の治療に役割を果たしました。

春先、元気に活動を始める柳は、近代的な医薬品のルーツとなる成分（サリチル酸）を含んでいます。

1世紀以上前に生まれ、今日でもなお人々の苦痛を救っているアスピリンは、古くて新しい、息の長い薬です。

タンポポ

根に消炎・健胃効果

野にも山にも里にも春がいっぱいです。春によく見かける野の草は、黄色に咲くキク科の多年草タンポポ（蒲公英）です。

タンポポは民間薬として滋養強壮、消化不良、便秘に用いられてきました。また、産後の母乳分泌不足にもよく使用されてきました。根も葉も茶として使われましたが、特に根に薬効が高いことが知られています。

開花前、または開花時のタンポポの根を乾燥した生薬は蒲公英《ほこうえい》と呼ばれ、漢方では消炎、解熱、健胃、整腸剤として用います。アスパラギン酸（アミノ酸の一種）、リノール酸（必須脂肪酸の一種）のほか、テルペンという芳香成分を含み、これがストレスを解消し、精神を穏やかにさせます。

また、自律神経の働きも落ち着かせ、食欲不振にも有効です。利尿作用もあり、むくみの解消にも役立ちます。

最近の研究により、蒲公英エキスは頭皮の下にある毛包の中の毛母細胞に働き、高い発毛・育毛作用を示すことがわかってきました。すなわち私たちの髪の毛を太くしたり、毛《もう》根鞘《こんしょう》という髪の毛を支える鞘《さや》を強くするなど、毛包細胞を強化するのに関わるタンパク質の産生を促すことがわかったのです。

また、蒲公英に他の生薬を混合したものは、毛髪の成長速度を速め、毛髪の直径を太くすることもわかってきました。

近年、抜け毛で悩む方が多いようですが、タンポポに含まれる成分が詳細に分析され、発毛に関する研究が進むと、多くの人々に朗報をもたらすことになるかもしれません。今後の進展に期待したいものです。

緑茶

脳や心臓を元気に

新茶がおいしい季節になりました。緑茶を飲むと、頭がさえ、気分も爽快になります。また心臓が元気になり、呼吸もしやすくなって、尿もたくさん出るようになります。

なぜなら、緑茶がカフェインやテオフィリンという脳、心臓を刺激する成分を含んでいるからです。この結果、脳神経を興奮させ、心臓収縮も促進し、胃液の分泌を促進したり、気管支や腎臓血管を拡張します。

また、細胞の代謝も活発にするので、仕事、読書、勉強に疲れたときの一杯のお茶は、速やかな疲労回復に効果的です。このほか、頭痛薬やかぜ薬にも配合され、口臭予防にも効果を発揮します。

すぐれ物の緑茶にはカテキンというポリフェノールが多く含まれ、老化を防ぎ、がんや動脈硬化などの生活習慣病の予防にもよいといわれます。

ポリフェノールは、活性酸素などのを取り去る抗酸化作用を持っていて、病気の予防に役立っています。緑茶以外にも、そば（ケルセチン）、ゴマ（リグナン）、大豆（イソフラボン）にもポリフェノールは含まれています。

一方、コーヒーにはクロロゲンという抗酸化物質が含まれ、動脈硬化防止に効果があるようです。ココアも抗酸化成分のほか、食物繊維、ミネラル、テオブロミン（カフェインとよく似た作用を持つ成分）を含んでいます。

日ごろ私たちが飲んいる緑茶やコーヒー、ココア、紅茶は単なる嗜好飲料でなく、健康促進にも貢献する健康飲料といえます。

コブシ

つぼみは鼻炎に

暖かい春本番となりました。野山のあちこちに背の高いコブシの木に咲く白い花が目をひきます。観賞用としても栽培されているコブシは、葉が出る前に直径約10㎝の大きな花びらを6枚つけて咲き、よい香りを漂わせています。

この開花直前のコブシの蕾《つぼみ》を乾燥したものが「辛夷《しんい》」と呼ばれ、古くから鼻の病気に用いられてきた生薬です。

わが国の辛夷にはコブシのほか、近年ではタムシバ（別名ニオイコブシ）の蕾も使っています。福井、石川、長野、岩手で生産されています。中国では紫木蓮《しもくれん》という紫色の花を咲かすモクレンの仲間の蕾を使っています。

辛夷は辛みがあり、やや苦い味がしますが、シネオールやシトラールという精油成分を含み、よい香りがします。水に溶けるとアルカリ性を示すコクラウリンやマグノリンといった化学物質も含んでいます。

辛夷は特に鼻づまりに効くことが知られています。このほか、蒸発した精油成分を吸い込むことで、気持ちが落ち着いたり、解熱、鎮痛の作用もあらわれます。このため、頭痛などを伴う慢性副鼻腔炎や蓄膿症に有効です。

辛夷を配合した漢方薬として、「辛夷清肺湯《しんいせいはいとう》」や「葛根湯加辛夷川芎《かっこんとうかしんいせんきゅう》」が、蓄膿症や花粉症の治療に使われています。

春の訪れを告げる清らかなコブシは、私たちの視覚や嗅覚《きゅうかく》を楽しませてくれるとともに、健康にも役立つ自然の恵みです。

タバコ

煙には40種以上の発がん物質

神奈川県では2009年3月、全国に先駆けて「公共的施設における受動喫煙防止条例」が制定され、2010年4月1日から施行されています。喫煙による健康障害は明らかな上、非喫煙者にも害毒がおよぶことも示されています。

タバコの煙には40種以上もの発がん物質が含まれ、肺がん、喉頭《いんとう》がんをはじめ各種がんを引き起こします。

また、タバコの煙に含まれるニコチンは循環器に悪影響を及ぼし、心筋梗塞などの原因となります。一方でニコチンは脳に移行すると中枢神経に作用してこれを興奮させ、多幸感や陶酔感をもたらす効果があります。この効果もあって喫煙を続けることになりますが、ニコチンは摂取量を多くしていかないと以前と同様の効果が出なくなるため、次第にタバコの本数が増えていきます。

これに加え、ニコチンの怖さは依存症になる点です。体内にニコチンがいつも存在しないと体の正常な働きができなくなり、ニコチン漬けの依存症になってしまうのです。こうなると気持ちも体もニコチンを欲求するため、喫煙がやめられなくなります。

依存症になっても、強い意思で禁煙できればよいのですが、実際は難しい状況です。依存症の患者の治療に、ニコチンパッチを使います。皮膚に張って次第に体内のニコチンを減量し、依存から離脱させる方法です。

また、最近はバニレクリン（商品名チャンピックス錠）という医療用医薬品も使われています。この薬は弱いニコチン作用を持っており、禁煙の補助をするものです。

禁煙は健康面だけでなく環境面でもよいことです。

菜の花、タケノコ、ニラ

高血圧の方におすすめ

春らんまん、自然が躍動する季節です。この時期、大地の恵みである野菜も多彩でありがたいことです。中でも菜の花、タケノコ、ニラは代表的な春野菜といえます。菜の花のおひたし、香り高いたけのこご飯、ニラいためなど、春野菜は食卓を楽しくしてくれます。

旬を代表するこれらの野菜は、いずれも老化やがんの原因となる活性酸素を取り去る働き（抗酸化作用）のあるβカロテンやビタミンCを豊富に含んでいます。タケノコやニラは特にβカロテンの含有量が多い野菜です。

また、この3種類の野菜はいずれも血圧を正常に保ち安定化させるカリウムを多く含んでいるので、高血圧の方にはおすすめの野菜です。そのほかにも食物繊維を多く含み、大腸内の乳酸菌やビフィズス菌などの善玉菌を増やしてくれるので便秘にも効果的ですし、血液中のコレステロールを低下させてくれるので動脈硬化の予防にも効果的です。

一つずつを見ていくと、菜の花は、骨を丈夫にするカルシウムや造血にかかわる鉄分を含みます。アリルイソチオシアネートという硫黄分もあり、がんや血栓症を予防します。

タケノコは、成長や性機能に作用する微量元素の亜鉛を含みます。また、うまみに関係するグルタミン酸やチロシンといったアミノ酸も多く含みます。グルタミン酸は脳神経系の働きにかかわる成分です。

ニラは、抗酸化活性を持つセレンなどの体に有用な無機成分を含み、疲労回復作用をもつアリシン、さらに抗がん、抗動脈硬化作用をもつクロロフィル（葉緑素）などの有用な物質を含んでいます。

ＧＡＢＡ

脳の血流改善や精神安定作用

新年度がスタートして1カ月以上を経過しました。新しい環境で仕事や勉強を始めた人たちが、心身の疲れを感じるころでもあります。

体がだるい、何となく不安に駆られる、なかなか寝つけない。これは日常の疲れとは異なり、新しい環境での緊張からくるストレスの表れです。

このような、ストレスで眠れない人によく使用される薬は、ベンゾジアゼピン系といわれるものです。その中でエチゾラムやロラゼパムは不安に対しても有効です。

私たちの精神、運動、睡眠をつかさどる中枢神経の働きは、興奮系と抑制系の神経伝達物質のバランスによって調節されています。抑制系の一つにガンマアミノ酪酸（ＧＡＢＡ）があります。ＧＡＢＡは、脳の血流改善や精神安定、血圧降下、腎・肝機能活性などの作用があると言われています。このＧＡＢＡの働きを強める薬がベンゾジアゼピンです。

ベンゾジアゼピン系の薬は、バルビツール酸系の薬などが引き起こす薬物耐性や薬物依存性が少ない利点があります。反面、物忘れや筋肉弛緩がみられることがありますので、使用はなるべく短期間で少量にとどめるようにします。

時差ボケの人や夜間勤務者にメラトニン（薬としては日本未承認）が使用されることがあります。しかし、日本では、まだ効果や安全性について解明できていません。使用は十分注意する必要があります。

寝つきの悪い人に漢方薬も使われます。体力のある人には黄連解毒湯《おうれんげどくとう》、体力のない人には抑肝散《よくかんさん》などが効果があります。

高齢者の不眠には、加味逍遥散《かみしょうようさん》や帰脾湯《きひとう》が有効な場合が多いといわれます。

眠れない場合は専門医の診療を受け、適正に対処することが必要になってきます。

牡丹皮

循環改善と消炎作用

立てば芍薬《しゃくやく》、座れば牡丹《ぼたん》、歩く姿は百合《ゆり》の花。

さわやかな初夏ですが、あでやかに咲く牡丹が私たちの目を引きます。牡丹は中国から古く渡来した花木です。花は直径20㎝にもなり、赤、白、紫の大輪の花を咲かせます。

9～10月ごろに牡丹の根の皮を日陰で乾燥させ、木づちで軽く打って皮をほぐしたものが生薬の「牡丹皮《ぼたんぴ》」です。

牡丹皮は血液の滞り、東洋医学でいうところの瘀血《おけつ》を改善する作用（血液の循環を改善する作用）があります。煎じて飲むと血圧下降作用があり、抗アレルギー作用もあります。牡丹皮に含まれるペオノールという成分は、鎮静、解熱、抗菌、抗炎症作用があることが知られています。

牡丹皮は、大黄牡丹皮湯《だいおうぼたんぴとう》、桂枝茯苓丸《けいしぶくりょうがん》や八味地黄丸《はちみじおうがん》などの漢方薬に配合されています。

大黄牡丹皮湯は、比較的体力のある女性の生理不順や便秘に。桂枝茯苓丸は、肩が凝り、頭が重くのぼせ気味の女性の更年期障害、生理痛、めまいや打撲に。八味地黄丸は、中高年で疲れやすく夜間多尿に悩む方に用いられるほか、腰痛やかすみ目などにも使われます。

牡丹皮は流産や早産を引き起こす危険性があるので、妊娠中や妊娠の可能性のある女性には使用しないほうがよいといわれていますが、効果は穏やかです。女性や中高年者の健康維持に一役買ってくれています。

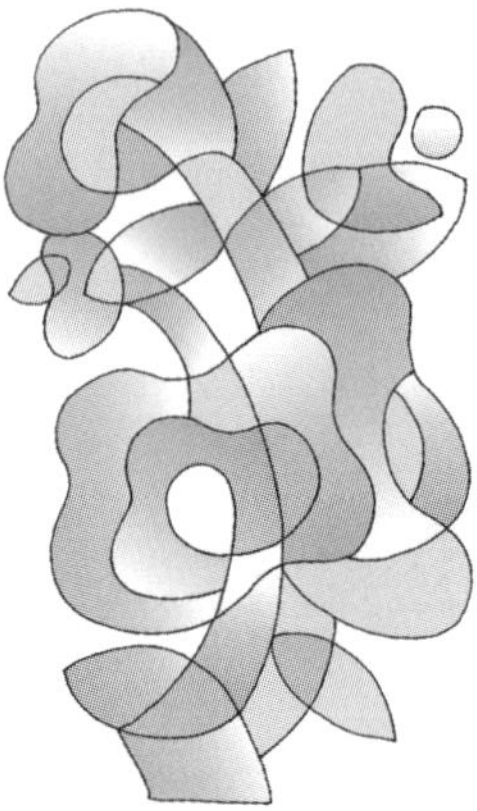

フキノトウ

抗酸化成分と食物繊維

冬の間、土の中にもぐっていた虫たちが春の息吹を感じて這い出してくるという啓蟄《けいちつ》。厳しい冬の寒さも日ごとにゆるみ、野や山での山菜採りの季節が近づいてきました。山菜のなかでもいち早く春の訪れを告げるのがフキノトウ（フキの蕾《つぼみ》）です。

大きな葉の下にコロボックルが住んでいるという夢のある楽しい伝説をもつフキは、蕾、茎（葉柄）、葉が食用となります。和え物や水煮などにして食べるほか、塩漬けや佃煮にして保存し、常備食としても活用されています。

フキには、血圧降下作用があり細胞内の水分バランスを調節するカリウム、骨を丈夫にするカルシウム、筋肉の活動を円滑にするマグネシウムなどのミネラルが含まれています。また葉柄にはポリフェノールの一種クロロゲン酸が含まれています。この強い抗酸化力で老化やあらゆる生活習慣病の元凶となる活性酸素を消去します。また、豊富に含む食物繊維が腸内環境を整え有害物質を排出することから、解毒や食中毒予防などにも用いられています。

沢沿いや湿った地面を好んで自生するフキは、山菜、野菜そして薬草としても有用なのです。春の旬の食材フキは、その香りとほろ苦さで味覚を刺激し、エネルギーの代謝や食欲を促します。しかしながら、フキを調理する際に注意しなければならないことがあります。独特の香りをもつフキには、肝毒性の強いピロリジジンアルカロイドが含まれているので、必ず重曹をいれた熱湯でゆでて水にさらすなどしてアク抜きをしてください。

旬のフキ料理は心も身体もスッキリと目覚めさせてくれます。

イチゴ

豊富なビタミンC

3月は風もまだ冷たく、寒い日もありますが、春分を迎えるといよいよ春です。みずみずしい春野菜とともに赤いイチゴが甘い香りを漂わせています。

イチゴは甘酸っぱい実を結ぶバラ科の植物で、旬は3月末ごろです。果物にも野菜にも位置づけられるイチゴは、視力改善効果のあるアントシアニン、整腸作用をもつ水溶性食物繊維のペクチンやビタミンCなどの生理活性成分を含みます。

特にビタミンCを豊富に含み、5、6粒ほどで1日の目標摂取量100㎎を満たすといわれています。疲れたときの間食に、牛乳やヨーグルトにイチゴジャムを少しまぜて食べるとおいしく健康にも効果があります。

イチゴの赤い果肉はアイスクリームに練りこまれたり、ケーキを美しく飾ったり、ジャムやジュース、和菓子のあんの材料になるなど、芳香と味わいが余すことなく活用されています。

また、新鮮な朝採りイチゴを食べると口の中に甘酸っぱい香りがいっぱいにひろがり幸せな気持ちになります。

近年、家庭での栽培が容易な品種もあり、庭の片隅やプランターでのイチゴ作りも楽しむことができます。春先に白い花を咲かせるイチゴ。濃い緑色の葉陰にのぞくかわいらしい赤い実を見たときのうれしさは格別です。

ヨーロッパでは「聖母（マリヤ）の実」とも呼ばれるイチゴ。その実の赤い色は私たちにエネルギーを送り込みます。

アマチャ

抗酸化作用と抗アレルギー作用

うららかな日ざしに色とりどりの花が咲き始めました。毎年4月8日には、お釈迦様の生誕を祝う「灌仏会《かんぶつえ》」が催されます。種々の草花で飾られたお堂に釈迦の像を安置して、甘いお茶を注ぎかけます。これは釈迦の誕生時に天から甘露の雨が降り注いだとの故事に由来する仏教行事で、春らんまんの花の季節にちなみ「花祭り」とも呼ばれ親しまれています。

この縁起物のお茶にはユキノシタ科のアマチャ（和名、甘茶）の葉が用いられています。日本薬局方に生薬として記載されているもので、生薬名は甘茶です。

「日本薬局方」はわが国における医薬品の規格基準書で、医薬品の性状および品質の適正を図るため厚生労働大臣が薬事・食品衛生審議会の意見を聴いて定めるものです。明治19年に初版が発行されましたが、医薬品の開発、試験技術向上などに伴って改訂が重ねられ、現在第16版になっています。

アマチャの葉を発酵させる過程で生成される甘み成分、フィロズルチンは非糖質系で、かなり強い甘みがあるのですが、無糖でカロリーゼロなので、医薬品（主に生薬製剤）の苦みを和らげたり、糖尿病患者の代替甘味料に用いられたり、口腔《こうくう》清涼剤にも使われています。

また、アマチャは抗酸化力のあるケルセチン、血管を強くするルチンを含み生活習慣病の予防・改善にも有効です。このほか、歯周病原因菌に働きかけるタンニンや春の花粉症からくるつらい鼻づまりを緩和する抗アレルギー作用もあります。

ふくいくとした花の香りやあたたかいお茶は、私たちの心にほっと安らぎをもたらしてくれます。

ハトムギ

生薬のヨクイニン

やさしい春の雨を受けて穀物の芽が出てきました。4月中旬から立夏を迎える頃までに降る雨を穀物を育む雨、「穀雨《こくう》」といいます。暖かい雨が大地を潤し、明るい日差しが大気を包むこの時期は植物の生育に最適で、ヨーロッパでは「日光と雨がともに降り注ぐ」というそうです。

ハトムギはこの季節に育ち、秋にその種子が熟します。種実の外皮を除いたものが、生薬の薏苡仁《よくいにん》です。中国最古の薬物書「神農本草経《しんのうほんぞうきょう》」では365種類の生薬を上品《じょうほん》、中《ちゅう》品《ほん》、下品《げほん》に分類して解説しています。

上品は不老長寿の薬で無害なもの、中品は養生の薬で無害と有害なものがあり、使い分けが必要なもの、下品は持病の薬で毒を含んでいるため、長期の使用を避けなければならないものという分類です。その中で、薏苡仁は多量に飲んでも長期間連用しても害がなく、かつ健康増進にも役立つ上品とされています。

漢方では薏苡仁は「薏苡仁湯《よくいにんとう》」、「麻杏薏甘湯《まきょうよくかんとう》」などに配合処方され、神経痛やリウマチの治療に用いられています。民間療法では、「イボとりの薬」としてよく知られ、ニキビや浮腫、母乳不足解消に有用とされています。

薏苡仁にはコイクセノライドやコイキサンという抗腫瘍、抗炎症作用をもつ成分が含まれています。また細胞の新陳代謝を活性化して炎症のある皮膚を修復するので美肌効果もあるといわれています。

食用としてのハトムギは、腸内環境を整える食物繊維やミネラル、ビタミンなどの健康成分を豊富に含み、広く利用されています。しかし、薏苡仁は体を冷やすので、妊娠中はハトムギを含む食品や飲料の摂取を控えたほうがよいでしょう。

自然の産物を有効利用していくことは、恩恵を受ける私たちの役割でもあります。

シャクヤク

婦人科や消化器内科に

若葉かおる立夏のころ、「花の宰相《さいしょう》」と呼ばれるシャクヤク（芍薬）が紅やピンク、白色の美しい大輪の花を咲かせます。麗しい女性の風情にもたとえられるシャクヤクは5月の旬花です。

シャクヤクの根は「黄泉《よみ》の国王の病をも癒やす」といわれるほど広い領域にわたって薬効を発揮し、漢方の重要な薬として注目されています。

シャクヤクから作る生薬には、栽培種からの「白芍《びゃくしゃく》」と野生種からの「赤芍《せきしゃく》」があります。白芍は内臓や筋肉の疼痛、けいれんなどの痛み止めに使われます。赤芍は貧血や冷え性、生理不順などの婦人科疾患の改善に用いられています。

白芍が配合されている「芍薬甘草湯《しゃくやくかんぞうとう》」はリウマチ、神経痛、四肢骨格筋や内臓平滑筋などの各種激痛を鎮静します。即効性があるので、痛みが出たときに飲む「頓服薬」としても重宝されています。

女性の「聖薬」といわれる「当帰芍薬散《とうきしゃくやくさん》」には赤芍が配合されています。当帰芍薬散は、ホルモンバランスを調節し、血液不足や血行の改善をするので、産科、婦人科のさまざまな症状の緩和、解消に有効です。また、近年、記憶障害の改善効果が認められ、認知症の治療薬として用いられています。

「桂枝加芍薬湯《けいしかしゃくやくとう》」は、虚弱で胃腸が弱い人や便秘、下痢を繰り返す人の腹痛緩和に使います。特に過敏性大腸炎の治療には効果的な薬であるとされています。

シャクヤクの根には鎮痛、抗けいれん、抗炎症作用のあるペオニフロリンや血中の尿酸を低下させるタンニンなどの有効成分が含まれています。一方で、発疹、おう吐、胃腸障害を引き起こすペオニンという有害物質も含んでいます。

有用性（薬効）と有害性（毒性）を併せ持つ植物はほかにも数多くあります。植物の持つこのような二面性は自然の優しさと厳しさの表れといえるかもしれません。

アスパラガス

若さと元気の源

弘法大師の筆を思わせるアスパラガスの新芽が元気よく次々に顔を出し始めました。ギリシャ語の「アスパラゴス（新芽）」から名前がつけられたアスパラガスは、「元気印」の野菜です。

日光の当たる量を加減する栽培方法によってグリーンとホワイトができます。食べごろは春から初夏です。ホワイトは缶詰加工され、特有の芳香が持ち味に。グリーンはほのかな甘みと苦みのある素材が生かされて、いろいろな料理に使われています。

アスパラガスの近縁種クサスギカズラの根茎は、「天門冬《てんもんどう》」という生薬です。末梢血管拡張作用や利尿作用があり、肝臓の機能改善にも有効です。民間療法では血圧降下作用や鎮静作用のある薬草として、洋の東西を問わず古くから利用されてきました。

食用部分の新芽には各種ビタミン類、抗酸化作用のあるグルタチオン、血管を強化するルチン、赤血球性貧血に有用な葉酸やアスパラギン酸が多く含まれています。

アスパラギン酸は、アスパラガスから発見されたアミノ酸で、アンモニアの解毒作用があり、脳に有害なアンモニアを体外に排出し、脳の免疫機能にかかわるなど中枢神経系を守る重要な働きをします。また、窒素やエネルギーの代謝にかかわり、肝臓機能を促進します。このためアスパラギン酸は、アンチエイジング（老化防止）、疲労回復、ストレス緩和に即効性が期待され、疲れた体や脳にとって「若さと元気の源」となるうれしい栄養成分といえます。

春、黄白色の花を咲かせ、秋には赤い小粒の実を結ぶアスパラガスは、窓辺を飾る観葉植物でもあります。

クスノキ

幹にカンフル

枝ぶりにおとぎの国の木のような趣のあるクスノキは、昔から「樟脳《しょうのう》の木」として知られています。葉をもむと樟脳の香りがします。5月末頃から6月にかけて、1年間がんばってきた昨年の葉と今年芽生えた若葉が入れ替わり、枝先にはやわらかい若葉にとけこむような淡い黄緑色の小さな花が開きます。緑色の小粒の実は秋になると黒紫色に熟し、ムクドリやヒヨドリがついばみにやってきます。

木全体に、抗菌、鎮静、消炎作用があるリナロール、シネオール、リモネン、カンフルなどの精油成分を含み、さまざまな薬効があることから、その名称は「薬の木（くすりのき）」が転じたものといわれます。

幹は「樟木《しょうぼく》」と呼ばれる生薬で、各種薬効があるカンフル（樟脳）を豊富に含みます。カンフルには神経痛、リウマチ、関節痛、歯痛、腰痛の痛みを緩和する局所作用があります。また、抗菌、消炎作用があるので、皮膚の炎症を鎮める「外用薬（塗り薬）」として用いられ、脂性肌トラブルのニキビ改善にも有効です。このほか、心臓の働きを促し、血液循環や呼吸を促進する強心作用もあります。

樟脳の香気には、心を鎮め安定させる作用があり、生理機能を活性化して、ストレスや疲労の原因となる乳酸などの蓄積を抑制し、心や体にかかる負担を軽減します。また、うつ症状を和らげるリラックス効果もあります。

公園や街路によく見られるクスノキは、公園を「憩いの場」としてくれ、街路樹としては、車の排ガスから環境をまもり、特にクスノキの葉は、発がん物質のダイオキシンを吸収してくれています。

生命力が強く、幹の周りが24ｍという樹齢を重ね、国の「特別天然記念物」とされる巨木もあります。高木が多く、太い幹にはたくましさがあり、豊かに茂る葉陰から「木霊《こだま》」がささやきかけてくるようで、ふとたたずみたくなる「薬の木」です。

サツマイモ

細胞に活力

木枯らしに吹き散らされた落ち葉を掃き寄せ、庭先で行うたき火。その中には、ほっこりと焼けたお芋が――。かつてはどこでも見られた、ぬくもりのある風景です。

サツマイモはヒルガオ科の多年草で、夏、アサガオに似たピンク色の花を咲かせます。原産地はメキシコで、日本には17世紀初頭、まず薩摩《さつま》（鹿児島）に伝わり、そこから全国に広まったといいます。サツマイモという名前の由来もそこにあります。

サツマイモはデンプンが主成分で、カリウム、カルシウム、鉄、葉酸などのミネラルや各種ビタミンをバランスよく含みます。特にがん予防が期待されるビタミンCの含有量は、イモ類のなかでは最も多く、加熱しても壊れにくいのが特徴です。また、抗酸化力が強く、活性酸素を除去するアントシアニンやベータカロチンが豊富です。

切ったときに出る白い汁に含まれるヤラピンは、胃壁の粘膜保護成分で、消化を促しコレステロールや老廃物を排出します。腸内の環境を整え、動脈硬化、糖尿病などの生活習慣病の予防や改善にもよいものです。

漢方では、「蕃藷《ばんしょ》」という薬名で呼ばれ、消化器系の機能を高め、食欲不振、吐き気、無気力の解消、体を温めて免疫力を向上させる効果があるとされます。

このはか、胃腸を丈夫にして内臓に活力をもたらし、細胞を若々しく保ち、美肌効果もある食材といえます。

サツマイモといえば、「甘藷先生」という愛称で親しまれている江戸時代中期の蘭学者であり儒学者の青木昆陽が有名です。1732年に「享保の大飢饉」といわれる歴史的大凶作が西日本を襲いました。このときサツマイモで深刻な食料難をしのいだ地域がありました。このことに注目した8代将軍徳川吉宗は、今後の飢饉対策として関東でのサツマイモ栽培を考え、その任務に昆陽を当たらせました。

昆陽は、薩摩藩から苗を取り寄せ栽培を試み、収穫に成功したイモを持参して各地を巡り、その普及に尽力しました。また、栄養分や効能、栽培方法について詳しくまとめた「蕃藷《ばんしょ》考《こう》」という書物を書いて、サツマイモを広く世に紹介しました。

丁子

強力な殺菌、抗菌、鎮静作用

冬の間枯れていた地面から、さまざまな草が芽吹きだしました。陰暦3月の別称「弥生」には、「草木がいよいよ生いでる」という生命力と希望にあふれる意味があるそうです。春分を迎えるころ、淡紅色の小さな花が枝先に、手まりのように集まって咲く沈丁花《じんちょうげ》がふくいくと香り始めます。花の風に運ばれてくる香りに春の訪れを感じます。

淡緑色の花の形や良い香りが似ていることで、沈丁花の名前の由来となった薬樹の丁子《ちょうじ》は、インドネシアのモルッカ諸島を原産地とするフトモモ科の常緑高木です。英名をクローブといい、その蕾はスパイス、薬、防虫、染料、香料として広く用いられています。

開花直前の蕾を乾燥させたものが、スパイスや漢方生薬の丁子です。釘《くぎ》のような形が特徴で、漢字の釘のおもとは「丁」と書くことから、丁子と名付けられました。また、クローブはラテン語のクラブス（釘）を語源とします。

丁子の主成分はオイゲノールで、刺激のある芳香が肉や魚の臭みを消し風味を深めます。

また、その強い苦みとほのかな辛みには健胃、強壮、抗菌、鎮静効果があります。漢方では胃腸、肺、脾臓、腎臓などの内臓を温めて機能を活性化する生薬として用いています。通常、更年期とされる時期に、自律神経系の乱れによって起こる精神不安、頭痛、ほてり、冷え性などの体調不良や産前産後のイライラ、うつ状態といった神経症を緩和して改善する治療薬に「女神散《にょしんさん》」が処方されます。この方剤には鎮静効果の高い丁子が配合され、安神薬《あんしんやく》（精神安定剤）としての働きをします。

強力な殺菌、抗菌、鎮静作用のほかに、口腔内の雑菌を抑える効果があり、口中清涼剤に配合されています。軽い麻酔作用が歯痛の緩和に効くので、虫歯治療の局所麻酔や鎮痛薬を兼ねた口腔内殺菌剤、口内炎、歯肉炎の治療にも使われています。

日本の戦国時代、武将は丁子の香りをかぶとに焚き込めて出陣したといわれています。丁子の香りは、美しい日本髪をつややかに整える鬢付け油のゆかしい香りでもあります。

丁子の成分、バニリンは、ケーキやお菓子の甘い香りになります。

ブロッコリー

抗がん・抗ピロリ菌作用で注目

春まだ浅い里山に咲きだすのが菜の花です。「春は黄色の花からはじまる」という言葉があります。黄色い菜の花が、やわらかな光のかたまりとなって明るく広がるころ、春がやってきます。

菜の花は、食用油（なたね油）の原料となるアブラナ科のアブラナ（の花）です。同じ科にはキャベツやケールなど優れた薬効を備えた品種が数多くあり、ブロッコリーもその一つです。

ブロッコリーは、野生のキャベツを改良したもので、地中海沿岸を原産地とします。イタリアでは2000年前から食用、薬用に栽培され、日本には明治時代初期に観賞用として伝わりました。食用として普及したのは1970年以降で、蕾を食べる花野菜ということで「緑花野菜」や「芽花野菜」などと呼ばれました。

小さな蕾が盛り上がるように密集している花蕾《からい》という部分や茎が食用になります。びっしりとついた無数の蕾には、開花に必要な栄養分がぎっしりとつまっています。ほのかな甘みがあり、鮮やかな緑色がサラダ、炒め物、シチューの彩りにもなります。

心身のバランス調節に欠かせないビタミンB群、免疫力向上に効果のあるビタミンC、貧血の予防、改善をする葉酸などが豊富です。とくに、ビタミンCの含有量は高く、1株でレモン約1個分に相当し、細胞の再生や血管強化、疲労回復に役立ちます。ミネラルも多く、精神安定効果のあるカルシウム、利尿作用によって高血圧、動脈硬化を予防、改善するカリウム、インスリンの分泌を促進し血糖値を正常に維持するクロムなどが含まれます。

近年、強力ながん抑制に働くスルフォラファンを含有することが確認され、一躍、「がん予防野菜」として注目されるようになりました。この成分はキャベツやカリフラワーにも含まれるもので、抗がん作用のほかに、抗ピロリ菌作用もあり、ピロリ菌による胃炎の症状を改善することが報告されています。

強い抗酸化力があり、アンチエイジングにも役立つブロッコリーの名前は、ラテン語の「木の枝」から付きました。切り口を下にして立て、横から見てください。こんもりと茂り、枝をはった木がそこにあらわれます。ブロッコリーは、想像力をも楽しませてくれる健康野菜です。

サンシュユ

固渋薬の代表的な生薬

草木がいっせいに芽吹く春、若葉に先立ってサンシュユの小さな黄色い花が枝いっぱいに咲き木全体を華やかに包みます。その風情が、春の光を浴びて黄金色に輝いているように見えることから、「春黄金花《はるこがねばな》」と呼ばれ、「春を告げる一番花」とされています。サンシュユは朝鮮半島や中国を原産地とするミズキ科の落葉高木で、早々と春の息吹を送り込んでくれる薬用樹です。

秋が深まる10月から11月に、赤く熟した果実を収穫し、種を取り除いた後の果肉を日干しにして半乾燥状態にしたものを、生薬「山茱萸《さんしゅゆ》」といいます。利尿作用があり、滋養強壮、疲労回復、膝や腰の痛み緩和に効く民間薬として、煎じたものや薬酒にして利用されます。抗酸化作用の強いリンゴ酸、サポニン、タンニンや甘味成分のモノテルペンを含み、肝機能強化、血糖や尿糖の調節・改善、抗アレルギー、抗ウイルスなどの働きがあります。

「神農本草経《しんのうほんぞうきょう》」では、上中下のうち中品《ちゅうぼん》（病気の治療や養生に用いる薬剤）の分類で、体を健康にして活力を与える保健強壮薬として掲載されています。

このほか、滋養強壮、アンチエイジングに優れた効能を持ち、加齢に伴って起こるさまざまな体調不良、腰痛、倦怠感《けんたいかん》に効き目があります。排尿障害、手足の冷え、視力低下、低血圧、めまい、耳鳴りなどの緩和や改善にも働きます。一般的によく知られている漢方薬の「六味丸《ろくみがん》」、「八味丸《はちみがん》」、「牛車腎気丸《ごしゃじんきがん》」などに配合されています。

サンシュユには、強い収斂《しゅうれん》（ひきしめ）作用があり、「固渋薬《こじゅうやく》」の代表的な生薬とされています。固渋薬とは、大便、小便、汗、精液がもれ出るのを収斂して治療するような薬のことです。このため、細胞や各器官の弾力が弱まることによって起こる慢性疾患である脱肛、出血、鼻水、下痢などの症状を改善、回復させる効果があります。

また、年を重ね、筋肉の張りが緩んでくると、涙腺や泌尿器系の機能が低下します。結果として、涙もろくなったり、夜間頻尿による不眠で疲れることや、尿もれが心配で外出がおっくうになることがあります。このような悩みの解消に役立つのがサンシュユといえましょう。

輝くような装いで春を告げるサンシュユ。秋に結ぶ赤く美しい実は珊瑚《さんご》にたとえられ、〝秋珊瑚〟とも呼ばれます。花言葉は「耐久」、「持久」です。

蜂蜜

古くから人間の生活・健康に関わる

春になると緑肥として植えられたレンゲソウがいっせいに咲き出し、赤紫色のレンゲ畑が一面に広がります。遠くから見ると、春がすみのなかに薄紫色の雲が低くたなびいているような趣があり、〝紫雲英〟と書かれ、ゲンゲと呼ばれます。レンゲソウの見ごろは、4月中旬から5月初旬です。

レンゲソウの優しい匂いと忙しく行き交うミツバチ。レンゲの花の蜜は、蜂蜜のもとになります。ほかに、アカシア、菜の花、ミカン、クローバーなどの花の蜜も蜂蜜になり、香り、成分、風味は花の種類によって異なります。

ミツバチが花から吸った蜜は、唾液腺からでる酵素によって、果糖とブドウ糖に変えられ、巣のなかで濃縮、熟成されます。こうしてできる蜂蜜は消化、吸収されやすく、即効性のエネルギー源となり、疲労回復、体力向上に効果があります。ただし、まれにボツリヌス菌の芽胞（小さな袋の中に菌が潜んでいる）が混入していることがあるので、1歳未満の乳児には与えないよう注意が必要です。

蜂蜜の酵素によって生成されるグルコン酸は、大腸に直接届きビフィズス菌を増やして腸内環境を整え、便秘や下痢の改善をします。胃腸の負担を軽くするタンパク質分解酵素のプロテアーゼや体の機能を強めバランスを調整するビタミンB群、ビタミンC、カルシウム、カリウムなどの健康成分も豊富です。

漢方でも蜂蜜は生薬として扱われ、李時珍による「本草綱目《ほんぞうこうもく》」には、「万病に効く不老長寿薬」として記載されています。また、ヨーロッパでは、〝医学の父〟とよばれるギリシャの医聖ヒポクラテス（紀元前460頃〜370頃）が、蜂蜜の効能を高く評価したということです。

蜂蜜の採取は有史以前のヨーロッパ各地で行われ、5千年前の古代エジプトではすでに、養蜂も始まっていたといわれます。「蜂蜜の歴史は、人類の歴史」といわれるほど、蜂蜜は洋の東西を問わず、古くから、人々の生活に深く関わってきました。スペイン北部のアルタミラ洞窟の壁画に、養蜂の様子が描かれているそうです。

高峰譲吉

アドレナリンを発見

青々と育った麦の穂がふくらみ、取り入れの時を迎えました。麦を製粉する過程で出る穀皮（フスマ）を有効活用して、米国で低コストのウイスキー造りに成功（１８９０年）し、発酵会社「タカミネ・ファーメント」を立ち上げたのが、「バイオテクノロジーの父」といわれる高峰譲吉です。医学、薬学、工学の分野で活躍するほか、夫人のキャロラインとともに日米民間親善に尽力し、「無冠の大使」として、その名を残しています。

高峰は金沢・加賀藩の典医を務める家に生まれ、蘭方医で、西洋化学も修得した父、精一から医学、化学などの教育を受けました。１８７９年、国費留学生に選ばれ、イギリスのグラスゴー大学で3年間、電気、工業化学を学びました。帰国後は化学肥料の製造を手がけ、わが国の農業発展に大きく貢献しました。

その後、日米に研究活動の場を広げた高峰は１８９２年、麦芽中に強力なデンプン分解酵素を発見しました。2年後には精製抽出して「タカジアスターゼ」と命名し、これを成分として消化剤（胃薬）を創製し、世界に向けて販売しました。その優れた薬効は高く評価されています。

１９００年には牛の副腎から分泌されるアドレナリンというホルモンの純粋結晶化に成功し、神経化学や内分泌学に大きな影響を与えました。これをきっかけとして、数々のホルモンが発見され、神経伝達物質に関する脳科学の研究にとっても、画期的な進歩をもたらすこととなりました。

この快挙は、上中啓三という分析化学者との共同研究によって結実したものでもあります。上中は麻黄からエフェドリンを精製分離した長井長義の弟子で、その的確な分析法は、長井の独自な化学的方法から学んだものでした。

気管支や心臓冠血管拡張作用、血圧回復効果のあるアドレナリンは、止血、血圧上昇、ショック症状改善、喘息治療薬として創製され、世界の医療現場で使われ、多くの命が救われています。

日本政府は１９１２年、高峰に「帝国学士院賞」を授与しました。高峯譲吉が成し遂げた功績は、医学、薬学界に輝き続けています。

夏

くちなし

実はストレスを癒す

梅雨時に白い花を咲かせるくちなし。くちなしは、その花の美しさ、かれんさとともに淡い香りも漂わせます。

一方、苦みがある果実は生薬の「山梔子《さんしし》」となり、消炎、止血、解熱、鎮痛、利胆（胆汁の分泌を促す）作用を持つことが知られています。

山梔子を含む漢方薬が、「黄連解毒湯《おうれんげどくとう》」です。太り気味で顔が赤く、のぼせのある人――漢方でいう「実証《じっしょう》」の人のイライラ感や不眠などの症状を治します。

黄連解毒湯は、中枢神経系の興奮、特に精神的興奮を抑えるという点で、ストレスの多い現代社会では重要な漢方薬といえます。高血圧の治療薬や脳卒中の予防薬としても使用されています。

山梔子は、胆汁の分泌を促すので、黄疸の治療に有用な「因陳蒿湯《いんちんこうとう》」の成分の一つともなっています。そのほか、頭痛、肩こり、めまい不眠などに効く「加味《かみ》逍遥散《しょうようさん》」、アトピー性皮膚炎に使われる「梔子柏皮湯《ししはくひとう》」にも配合されています。

また、くちなしの果実は、カロチノイドという黄色の色素を含み、古くからたくあんの色つけや衣類等の染料にも使われてきました。

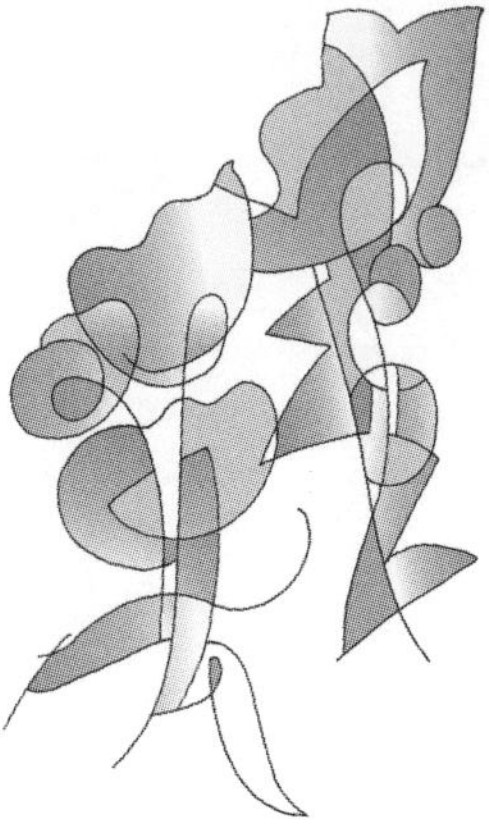

食中毒

水分補給も大切

大腸菌やサルモネラ菌、腸炎ビブリオなどの腸管感染に伴う食中毒が多発する季節です。

大腸菌は腸管内に常在し、ほかの腸内細菌とバランスをとって存在しています。大腸菌は、食物の分解やビタミン合成など有益な働きをしていますが、腸管以外の組織に侵入すると異常に繁殖し、細胞に付着してその正常な働きを阻害します。敗血症や尿路感染症はその例で、これを異所性感染症と呼びます。

大腸菌のなかで、腸管に対し強い毒性をもったものの一つが病原性大腸菌Ｏ１５７です。１９９６年、食中毒を引き起こし、死者も出しました。

サルモネラ菌による食中毒は、最も頻度の高いものです。鶏卵、ニワトリの肉、豚肉、牛肉のほか、犬などのペットが感染源となっています。

腸炎ビブリオ菌は、日本人が好んで食べる海産魚介類から感染することが多く、高い頻度で食中毒を起こします。

これらの細菌は、腸管の上皮細胞に侵入・付着して細胞内で増殖し、細胞を死滅させます。また、毒素を分泌して腸管細胞を破壊し、食中毒を起こします。適切な処置をしないと死に至りますので注意が必要です。

治療には、細菌のタンパク質合成を阻害する抗生物質テトラサイクリンが用いられます。また、細菌を保護する細胞壁の合成を阻むセファロスポリン系（セフェム系）も、広く使われています。従来使用していた抗生物質に対して抵抗力を持つ耐性菌に対しては、セファロスポリン系の第2世代に属するセフォチアム、セフロキシム、第3世代のセフォタキシムやセフメノキシム、第4世代のセフピロムなどの抗菌性抗生物質が使用されています。

なお、食中毒では脱水症状が重くなるので、抗生物質服用のほかに、水分を十分補給することが必要です。

食中毒の防止には、食材の加熱処理、手洗い励行など、衛生管理が大切です。

日焼け

細胞を傷つけるＵＶＢ

梅雨が明けると夏本番。強い日差しの日が続きます。日光には虹に見られる七色の可視光線のぼかしに、赤外線や紫外線があります。

紫外線には長波長（ＵＶＡ）、中程度の波長（ＵＶＢ）、短波長（ＵＶＣ）があり、このうち、ＵＶＡは全量が、ＵＶＢは半分量程度が地上に達します（ＵＶＣはオゾン層に阻まれ地上には届きません）。この中で、特にＵＶＢは細胞に強い障害を与え、目に当たれば角膜炎を起こしたりします。また、肌を赤くしたり、しみを作ったり、むくみなどの皮膚の炎症（日光皮膚症）を引き起こしたりします。これが「日焼け」です。皮膚が赤くなったりするのはメラニン色素が沈着したためです。

皮膚には表皮の深いところにメラニン細胞があります。この細胞内の小器官（メラノソーム）で生成されたメラニンは、皮膚の表皮細胞内に運ばれ、皮膚や髪の毛の色を作ります。また、メラニンは、紫外線を吸収して表皮細胞を防御するという重要な役割もあります。

表皮細胞の核内にある遺伝子（DNA）を紫外線から保護するのです。

日焼けによる皮膚への色素沈着を防止するには、ビタミン類（C、E、B2、B6など）が有効です。かゆみ、痛み、ほてり、ただれ、湿疹などにはグリチルリチン（抗炎症作用）、ジフェンヒドラミン（抗ヒスタミン作用）、リドカイン（局所麻酔作用）などを適宜配合した軟膏（日焼け止めクリーム）を患部に塗ります。

症状がひどいときは、皮膚科で診療を受けましょう。治療には、ステロイドのほか、非ステロイド性抗炎症薬も使われます。

なお、近年の研究でUVAがしみやしわの発生に大きく関わっていることがわかってきたと言われています。外出時には肌や髪、目に直射日光を受けないようにすることが何より大切です。

乗り物酔い

酔い止めは酔う前に

夏真っ盛り。海や山へ家族そろっての楽しい旅行をしたり、また、お盆で墓参りを兼ねて故郷へ帰省という方も多いことでしょう。でも楽しいはずの旅が乗り物酔いになると、めまい、頭痛、冷や汗、あくび、吐き気などが起こってとても不愉快になります。

乗り物酔いは、内耳の中で平衡感覚をつかさどり、聴覚情報も伝達する三半規管や耳石器が正常に働かなくなるため起こります。また、乗り物の揺れや振動が脳に伝えられ、自律神経系の働きが乱れ、吐き気も起こします。

酔い止めには、めまいや吐き気を抑える薬が使われます。中枢神経系のアンバランスを改善するカフェイン、アミノフィリン、めまいを抑えるジフェニドール、嘔吐中枢を抑制して自律神経系・消化器の働きを調整する抗ヒスタミン薬（ジフェンヒドラミン、ジメンヒドリナートなど）、吐き気を止めるアミノ安息香酸エチルなどがあり、適宜配合されています。

乗り物酔い予防のため、酔い止めは一般に乗り物に乗る30分から1時間前に服用します。乗り物酔いが起きたとき、水がなくても服用できる錠剤が市販されています。この場合、錠剤をかみ砕いてのみ込むと吸収が速く、素早い効果が期待できます。

なお、よく用いられる抗ヒスタミン薬は、中枢神経に作用して眠気を起こすものがありますので、車の運転は避けるのが安全です。

乗り物酔いと思っても、頭痛や耳鳴り、手足のしびれなどが続くときは、内科や耳鼻咽喉科で診療を受けましょう。

しその葉

夏バテに有効

残暑が厳しい夏、のど越しがよく冷たいそうめんや冷や麦がおいしいときです。薬味として添えられるしその葉は目にすがすがしく、その香りに食欲をそそられます。しそはまた、梅干しを漬けるときに一緒に入れたり、刺し身やすしに添えたりもします。それは、しそに防腐作用、解毒作用があるためです。北海道・富良野で有名になったラベンダーがありますが、ラベンダーもしその一種です。

しその葉には、すぐれない気分を引き立たせ（抗抑うつ）、胃腸の働きを活発にし（健胃）、のどや器官をすっきりさせる（せき止め、たん切り）作用がありますから、夏バテのピークといえる8月にはぴったりの食物です。

緑色の青じそは食用ですが、赤紫色の赤じそは主に薬用で、生薬名を「蘇葉《そよう》」といいます。葉に含まれる精油やフェノール類が薬効にかかわると考えられます。蘇葉を含む漢方薬の「半夏厚朴湯《はんげこうぼくとう》」は、ノイローゼ、不眠症、パーキンソン病、気管支喘息、つわりなどの治療に用いられます。

しそは血液循環を改善し、発汗解熱作用があるので、胃腸が弱っている人の風邪にも使われます。風邪に用いられる漢方薬の「香蘇散《こうそさん》」や「参蘇飲《じんそいん》」にもしそが入っています。

香蘇散は、とくに食欲不振や軽い悪寒、微熱を伴う風邪に用いられます。一方、参蘇飲は、風邪が長引いて頭痛、喀痰《かくたん》、悪心、嘔吐を伴うものに処方されます。

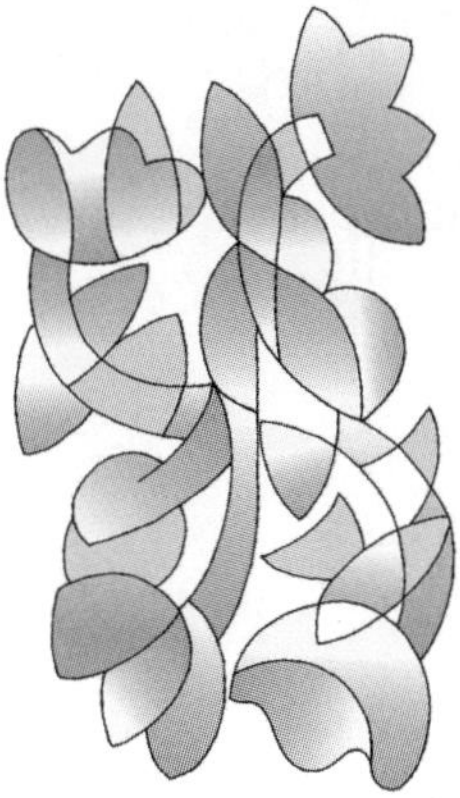

アフリカ支援

野口英世のこと

医食同源といわれるように、医薬品も食品も元々自然の恵みに由来するものです。医薬品の起源は、草根木皮《そうこんもくひ》である生薬なのです。私たちはこれらの食品や医薬品を自然から得て、日常に役立てて、健やかな生活を送っているのです。

自然の恵みが豊かといえば、2008年、そして2013年に横浜で開かれた第4回と第5回のアフリカ開発会議（TICAD）に集まったアフリカの国々です。会議に参加した多くの国々は生薬の宝庫なのですが、現在も貧困、飢餓に苦しみ、マラリア、エイズなどの病気で亡くなる人が後を絶ちません。自然資源が豊かであるにもかかわらず食料生産が進まず、医療が立ち遅れていることが大きな原因です。

会議をきっかけに近い将来、アフリカ諸国に日本の科学技術を提供し、食料生産を高めるとともに、薬草などの医薬資源を見いだして新規医薬品の開発につなげることができれば、アフリカはもとより世界にはびこる貧困、飢餓、病気といった不幸の克服につながるのではないでしょうか。

ここで思い出してほしいのが、日本とアフリカの架け橋となった野口英世のことです。野口は黄熱病の研究でアフリカに赴き、研究半ばで倒れました。日本はこの偉大な先人の業績に倣い、献身的なアフリカ支援を展開する必要があるでしょう。

2013年6月、アフリカの51カ国の要人が横浜に集ったことは意義深いことです。この会議を契機にアフリカと日本のきずなを深め、確かな一歩を踏み出す出発点としたいものです。

下痢

下痢止めをむやみに使わない

梅雨の真最中、湿度の高い毎日が続きます。食中毒が発生しやすい時期ですので、生ものを食べるのを控えるなど食事に注意しましょう。食中毒になると、発熱、腹痛、おう吐とともに下痢が起こります。

急性の下痢は食中毒のほか、毒物を誤って飲んだり、薬の副作用としても起こったりします。抗生物質を長い期間使用していると、腸内に常在する細菌のバランスが崩れて下痢をすることもあります。

下痢には下痢止めを服用しますが、下痢は体に有害な細菌、ウイルスや毒物を速やかに排泄しようとする一種の防御反応です。このため、下痢を止めるとかえって食中毒が悪化してしまう場合があります。下痢があるからといって、むやみに下痢止めを使うというのは正しい対応とはいえません。

ではどうすればいいのでしょうか。手始めに腹部を温め、脱水症状を防ぐため、スポーツドリンクなどを飲み、水分やミネラルを十分取るようにしましょう。

次に消化がよくエネルギー源となるかゆ、豆腐、そして脂肪分の少ない肉、魚など胃腸にやさしい食物をバランスよく取るようにします。ヨーグルトのような乳酸菌を含む食品もよろしいです。ちなみに、ビフィズス菌や乳酸菌を含む薬も下痢に使用されています。

激しい下痢や高熱、腹痛が出る場合は病原性の強い大腸菌Ｏ１５７、赤痢菌、サルモネラ菌による感染症の危険性もあるので、病院で診断を受けることが必要です。

一方、慢性の下痢には、腸を引き締め、元気にするベルベリンを含む黄連《おうれん》やゲンノショウコ（玄草《げんそう》）などの生薬が有効です。

ストレスが原因で大腸の運動が異常をきたし、下痢と便秘を繰り返しているような場合は、腸の働きを整えるための下痢止めや抗便秘薬などを適切に使い分けします。

頭痛

症状によっては受診を

蒸し暑い日や炎暑の続くこの時期には、さまざまな生活習慣が原因となり頭痛が起こりやすくなります。

ズキンズキンと痛む片頭痛は、仕事や家事のストレス、睡眠不足で起こりますし、チョコレートやチーズ、ナッツの食べ過ぎ、赤ワインの飲み過ぎでも起こることがあります。吐き気を伴う片頭痛は、脳内の毛細血管が拡張し過ぎたときや周りの神経が刺激されたときに起こります。

一方、緊張型頭痛というものがあります。不自然な姿勢で長時間仕事したときに、後頭部などの筋肉の緊張が高まって起こるような頭痛です。

しかし、いずれもあまり心配しなくてもよい頭痛です。生活習慣を改めたり、睡眠をとったり、入浴したりすれば軽くなります。薬としては、アスピリン、アセトアミノフェンのような解熱鎮痛薬が用いられます。この種の解熱鎮痛薬は胃腸障害や出血を起こすことがあるので、食後にたっぷりの水で服用することが大切です。幼児や児童には副作用の少ない座薬が向いています。

片頭痛によく使用される漢方薬は、「呉茱萸湯《ごしゅゆとう》」です。暑いときや日差しの強いときの頭痛には、「清上防風湯《せいじょうぼうふうとう》」が使われます。

血流が滞って発生する片頭痛には、「桂枝茯苓丸《けいしぶくりょうがん》」や「当帰芍薬散《とうきしゃくやくさん》」が用いられます。この二つの漢方薬には芍薬が含まれ、痛みを抑えています。

突然激しい、しかも持続的な頭痛で、吐き気や視力低下が出た場合は、速やかに神経内科または脳神経外科で診断・治療を受けましょう。クモ膜下出血、脳出血、慢性硬膜下血腫などの疑いがあり注意を要します。

水虫

根気よく手入れを

蒸し暑い季節は、水虫が発症して手足の指などのかゆみに悩まされる時期でもあります。水虫は正式には皮膚真菌症と呼ばれ、真菌（カビ）の一種である白癬菌《はくせんきん》が手足の皮膚の角質に寄生して発症します。

症状はさまざまで、一般的には足の裏や手足の指の間に小さな水ほうや水ぶくれができて、かゆみが伴います。かゆみはないものの、足の裏の皮膚が厚くなって硬くなったり、爪《つめ》が白くもろくなったりする例もあります。

治療に使用する薬剤ですが、水虫菌を殺すよう働く薬の開発は、細菌に効く薬の開発ほど進んでいません。真菌は、細菌と比べ人の細胞に近い構造を持っているので、薬剤にとっても真菌と人の細胞との見分けがつきづらいからです。

現状では、白癬菌の細胞膜の働きを抑えて菌の生存や増殖を抑えるミコナゾール、エコナゾールがあります。このほか、わが国で開発されたトルナフタートもあります。いずれも軟膏やスプレーとして患部と周辺部に塗ったり、噴射して使います。なお、薬剤の使用前には消毒薬の一つ塩化ベンザルコニウム（逆性せっけん）で足を洗い、それから薬をつけます。

水虫は完治しにくいことから、根気よく手入れを続けることが大切です。上記の薬は薬局で薬剤師に相談し入手できます。

一方、患部が化膿《かのう》したり、爪に水虫がある場合、あるいは糖尿病患者で水虫が発症しているときは、病院で検査・治療する必要があります。

靴下や靴をこまめに取り換えるなどして、足を清潔に保ち、また乾燥するよう努めましょう。

高血圧

食生活の改善と適度な運動を

血圧とは心臓から出される血液が血管壁に与える圧力で、最高血圧が140㎜／Hg以上、最低血圧が90㎜／Hg以上ある場合に高血圧と診断されます。

高血圧は脳出血、脳梗塞、心臓肥大、心不全、狭心症、心筋梗塞、腎不全などの重篤な合併症を引き起こします。わが国では半数以上の男性、四割程度の女性が高血圧症患者であるといわれます。

原因は遺伝因子とともに、環境因子がかかわって発症します。塩分の取りすぎ、肥満、運動不足、過度の飲酒、ストレスなどが主な原因です。

塩分摂取を控え、カロリー制限をして、野菜を多くとるなど、バランスの取れた食事をとるようにしましょう。喫煙、飲酒も控え、ストレスを避け、規則正しい生活を送ることも大切です。

糖尿病や高脂血症でない人で、このような生活習慣の改善を3～6カ月間続けても血圧が下がらない場合、血圧降下薬（降圧薬）で治療します。

降圧薬としては、血液量を減らす利尿薬（ヒドロクロロチアジドなど）をはじめ血圧を調節する交感神経の働きを抑制する交感神経抑制薬（プラゾシンやアセブトロールなど）が用いられます。

このほか、血管細胞へのカルシウム取り込みを抑制するカルシウム拮抗《きっこう》薬（ジルチアゼム、アムロジピンなど）、内在性昇圧物質のアンギオテンシンⅡの産生抑制薬（エナラプリルなど）とその作用の遮断薬（ロサルタンなど）なども広く使用されています。

いずれも医師の診断のもと、継続的に使用することが必要です。

カツオ

DHAとEPAが豊富

目に青葉　山ほととぎす　初がつお

若葉が目にしみるよい季節となりました。明け方、ふと耳にするホトトギスの鳴き声にも郷愁を誘われます。

しかし、何といってもこの季節はカツオです。旬の食材で、たたきとして、また古くからカツオ節として私たちの食生活を楽しくさせてくれています。

カツオは、タンパク質をマグロに次いで多く含む魚です。タウリンという硫黄を含むアミノ酸も豊富に含みます。ビタミン類（B1、B2、B12、D、E）とともに、鉄や銅といった造血成分（ミネラル）も豊かです。カツオは、私たちの体の細胞を元気にしてくれる栄養分がいっぱいなのです。

特筆すべきことは、カツオがほかの青魚（例えばマグロ、サンマ、イワシ、サバ）と同様、ドコサヘキサエン酸（DHA）、エイコサペンタエン酸（EPA、イコサペンタエン酸とも呼ばれています）といった不飽和脂肪酸を多く含んでいることです。

ＤＨＡやＥＰＡは、プロスタグランジンやトロンボキサンといった血液凝固にかかわる生体内物質の産生・活性に影響を及ぼし、脳梗塞《こうそく》や心筋梗塞などの血栓を予防します。また、ＤＨＡは脳の神経細胞に多く含まれ、記憶力に関与しますが、摂取したＤＨＡはこの働きを強め、学習機能を向上させ、認知症を予防することもわかってきました。

さらに、がんの発症を予防し、アトピー性皮膚炎や喘息《ぜんそく》を緩和・改善する作用を持っています。

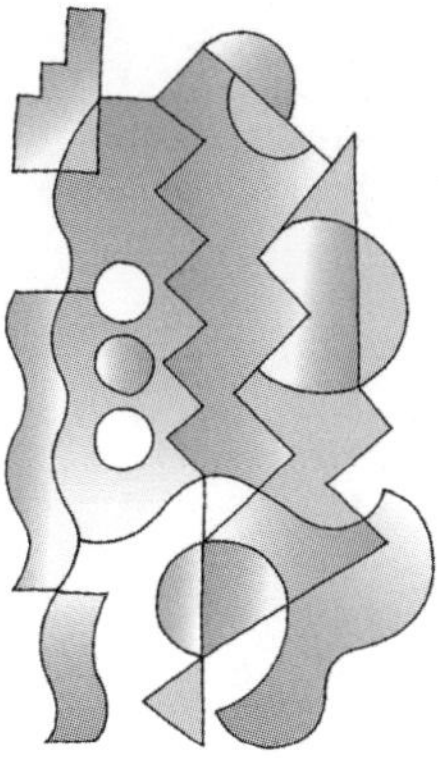

ドクダミ

万能の民間薬

6月に白い花を咲かせるドクダミは、とても生命力の強い植物です。ドクダミは古来から有用な民間薬として風邪、便秘、動脈硬化、冷え性、腰痛、むくみ、皮膚病などに使われてきました。

ドクダミの葉や茎は強いにおいを出します。これは、デカノイルアセトアルデヒドやラウリールアルデヒドという精油成分が含まれるためです。

この成分は抗菌作用を持っています。黄色ブドウ球菌、肺炎球菌などの細菌や、白癬菌《はくせん》（みず虫の原因となる皮膚糸状《しじょう》菌の一種）などのカビに、また、ある種のウイルスにも効くといわれます。強力なにおいは、シロアリの防虫剤、食品の防腐剤としても応用されています。

ドクダミは、煎じてお茶としても飲まれますが、乾燥させるとにおい成分が蒸発してなくなるため、抗菌活性は消失します。しかし、乾燥してもカリウムを多く含むため尿排泄を促進し、ケルシトリンを含むため動脈硬化を予防する効果があります。

ドクダミは生薬では十薬《じゅうやく》と呼ばれます。それは十種もの薬効を持つという意味があるとともに、重要な薬という意味もあるようです。他の生薬と一緒に漢方薬として使用されることは少なく、単独で使われることがほとんどです。

ドクダミは入浴剤としても使われ、血液循環改善、消炎、保温のほか、心身をリラックスさせる効果があります。中国やベトナムでは料理にも使われ、日本でも若芽をてんぷらにし、山菜料理としても楽しまれています。

ドクダミは私たちのすぐ身の回りにあって、古くから万能の民間薬として利用されています。

ウナギと山椒

滋養強壮・芳香健胃

暑い夏に心配なのが夏バテ。暑くて眠れなかったり、疲れが抜けず、何かする意欲も減退してしまうような状態になってしまいます。原因は、暑さから来る睡眠不足や食欲減退、体の働きを調整している自律神経の失調などさまざまあるようです。細胞の働きが鈍り、代謝、免疫機能も低下した状態ともいえます。またこの時期、熱中症、脱水症状、クーラー病などにも注意が必要です。

暑い季節、わが国では丑の日にウナギを食べて夏バテを防止をする習慣があります。食欲がなくなるこの時期に、タンパク質や脂質を豊富に含み、カロリーの高いウナギを食べて、栄養を補ってきたのです。

ウナギはカロリーが高いだけでなく、ビタミンA、D、E、B1、B2を多量かつバランスよく含んでいます。また、サバなどの青魚一般に多く含まれるエイコサペンタエン酸（EPA、イコサペンタエン酸とも呼ばれます）やドコサヘキサエン酸（DHA）も含み、これらは血栓症やがんなどの生活習慣病の予防や認知症の予防によいとされているものです。

かば焼きや丼物にしてウナギを食べますが、そこに山椒《さんしょう》が薬味として使われます。ピリッとした辛みとさわやかな香りが効いて、食欲を増してくれます。これは山椒に含まれるサンショオールという辛み成分とフェランドレン、ゲラニオールなどの芳香成分によるものです。

辛み成分には抗菌作用、抗がん作用などがあり、山椒は、食欲増進、健胃、消炎、利尿、整腸作用を併せ持つありがたい薬味なのです。

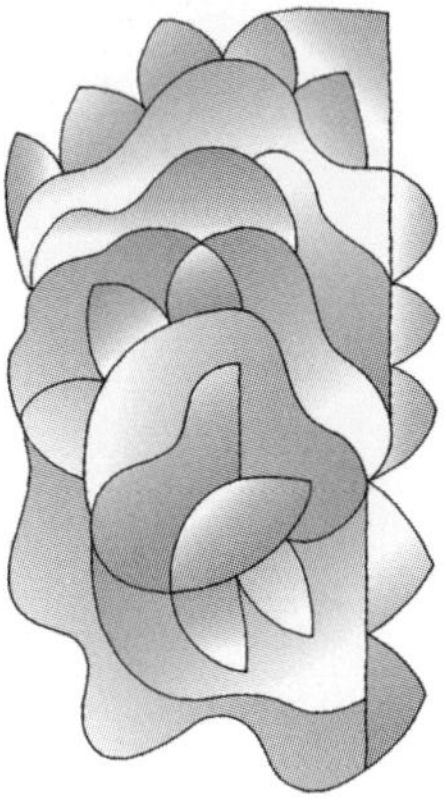

朝顔

便秘に効く牽牛子

朝顔に　釣瓶とられて　もらひ水
加賀　千代女

真夏の早朝、私たちの目に鮮やかで、気分をさわやかにしてくれるのは朝顔の花です。アジア原産で、奈良時代に薬用として中国からわが国に持ち込まれました。朝顔の種子は乾燥して生薬「牽牛子《けんごし》」となります。夏に咲く花だからでしょうか、七夕の彦星の漢名、牽牛（けんぎゅう、けんご）をとって、朝顔を牽牛花といいます。その種子なので牽牛子というわけです。

花の色に対応して種子の皮は白と黒をしていて、「白牽牛子」または「黒牽牛子」と呼ばれます。どちらもほぼ同程度の、ファルビチンという腸の動きを活発にする成分や脂肪油を含んでいます。生薬としては種皮が黒いものが多用されます。

ファルビチンは小腸で吸収され、腸の粘膜を刺激して粘液の分泌と筋肉の運動（蠕動《ぜんどう》）

を増し、抗便秘作用を表します。このため下剤として1日0・2〜0・3gを服用すると穏やかな作用となりますが、0・5〜1・5gでは強い効果が表れます。

牽牛子は、腎臓の尿細管で水の再吸収を減少させるため、利尿効果を持っています。漢方では下剤、利尿剤のほか、寄生虫の駆除剤としても使います。生の葉には殺虫効果もあります。

牽牛子を大量に使うと腹痛、悪心、おう吐、血便、血尿を起こします。決して、1日1・5《グラム》以上は服用しないように注意が必要です。このほか、子宮への収縮作用もあり、妊婦の便秘への使用に際しては、事前に医師、薬剤師と相談して用いることが大切です。

前立腺疾患

頻尿ならPSA検査

6月の第3日曜日は父の日です。

さて、中高年の男性に発症する疾患に前立腺の肥大症やがんがあります。近年、高齢化、食事の欧米化などにより、わが国で増加しつつあります。

症状ですが、いずれも頻尿から始まり、そのうち残尿感が次第に強くなります。前立腺は精子の運動を助けるために粘液を分泌する器官で、尿道を取り巻いているので、肥大症やがんでは前立腺が大きくなって尿道を圧迫するからです。

前立腺肥大症やがんの診断には、血液中の前立腺特異抗原（PSA、前立腺上皮から分泌される糖タンパク質）を測定します。PSAは正常でも血液中に存在していますがその値が高くなるとがんが疑われます。

ただし前立腺肥大症や前立腺炎でも、ときどき高値を示すこともありますので注意が必要です。PSA検査で、血液中のPSA濃度が40 ng／ml以上の高値を示し、またその値が高くなるにつれてがんの可能性が高くなります。

前立腺肥大症の場合は、前立腺の平滑筋を弛緩《しかん》させる薬剤療法が行われることが多く、また前立腺の肥大を抑える抗アンドロゲン薬、浮腫・炎症を抑える八味地黄丸、植物抽出薬も使用されます。

がんの場合は外科的な切除手術、放射線療法が行われますが、転移したがんなどには内分泌療法としてアンドロゲン拮抗薬、性ホルモン分泌刺激ホルモン放出抑制薬や女性ホルモンのほか、抗がん薬なども使用されます。

排尿に異常を認めたときは早めにＰＳＡ検査を受け、適切な治療を受けることが大切です。

国際麻薬乱用撲滅デー

手を出すな！合法ドラッグは違法ドラッグ

6月26日は「国際麻薬乱用撲滅デー」です。

麻薬に限らず、乱用される薬物には①アヘン、モルヒネ、ヘロインなど②コカイン、アンフェタミン（覚せい剤）などの精神興奮剤③アルコール、バルビツール酸（催眠薬）④大麻⑤ニコチン――などがあります。

少し前までは、法律で規制されていなかった幻覚・多幸感誘起物質・植物などが「合法ドラッグ／脱法ドラッグ」などとして使用されていたようですが、最近こうした薬物が法律で規制されるようになり、「違法ドラッグ」となっています。

このような「違法ドラッグ」は、快感や見せかけの元気を起こします。快感を起こす脳内神経の仕組みを、これらの薬物が刺激するためです。

私たちはある行動をとって心地よい、または好ましい結果が生じると、同じような行動を繰り返すようになります。これには刺激を受けると褒美（報酬）をもらった気分を起こさせる「報酬系」と呼ばれる神経がかかわります。報酬系は脳の中央部（中脳）から脳の前方（側《そく》坐《ざ》核《かく》）に延びる神経で、ドパミンという神経伝達物質が働いています。この報酬系をアヘン、覚せい剤やアルコールが刺激し、興奮させて快感を起こすのです。

乱用薬物に一度手を出すと、なかなかやめられなくなるのはこのような理由からです。これを「薬物依存性」といいます。また、快感や興奮は、次第に薬物の使用量を増さないと、前と同じ効果が出なくなります。これを「薬物耐性」といいます。

薬物の乱用は、乱用者の人生を台無しにするだけでなく、家族など周囲の人たちの生活も脅かすことになります。麻薬等の薬物には絶対に手を出してはいけません。

関節リウマチ

早めに専門医に受診を

蒸し暑い季節、関節がうずき、つらい思いをする人が少なくありません。関節リウマチは女性に多く見られる病気で、わが国では約70万人とも100万人ともいわれる患者が苦しんでいると推定されています。

関節では、接する骨と骨の表面に滑膜があって骨が滑らかに動きます。関節リウマチは遺伝、環境などさまざまな原因で滑膜に炎症を起こす慢性の病気です。発症して約2年間で関節痛や骨の破壊が進みます。

朝、こわばりが1時間以上続き、関節を押さえると痛みがあったり、関節に腫れがみられたりします。血液検査の結果から、リウマトイド因子（RA）、抗環状シトルリン化ペプチド（CCP）抗体、CRP（C反応性タンパク質）が高値を示すと関節リウマチと診断されます。

リハビリテーションや手術で治療しますが、中心は薬物療法です。非ステロイド性抗炎症薬、副腎ステロイド、抗リウマチ薬という3種が使用されています。

非ステロイド性抗炎症薬は鎮痛、抗炎症作用がありますが、胃腸障害、肝障害、喘息などの副作用を引き起こします。

ステロイドは免疫抑制作用によって顕著な効果を示す半面、感染症の悪化、消化性潰瘍《かいよう》などの副作用が現れるため使用が限られます。

抗リウマチ薬も免疫抑制薬で、メトトレキサート（MTX、商品名リウマトレックスなど）が代表的医薬品です。副作用として胃腸障害、肝障害などを起こし、特に妊婦が服用すると胎児に奇形を起こしやすくなるので注意が必要です。

近年、インフリキシマブ（商品名レミケード）に代表される抗体医薬と呼ばれる新しい医薬品が登場し、骨の破壊を顕著に抑制することが可能となっています。ただ、インフリキシマブは治療効果は高いのですが、感染症にかかりやすくなること、強いアレルギー反応を起こすこと、高価なことなどが難点です。

以前は難病といわれた関節リウマチですが、医療が進歩していますので、早めに専門医の診察を受け適切に対処しましょう。

亜麻仁油

ω3型脂肪酸が豊富

猛暑が続きますが、涼しい北海道で早朝、薄紫色の花を咲かせるのが亜麻《あま》です。

亜麻は明治期の北海道開拓初期にわが国に入り、北海道で繊維用として広く栽培されました。茎から取れる繊維が、肌触りのよさから高級な衣類に使われたり、一方でその丈夫さから帆布に使われたりしました。化学繊維の急速な普及等により1960年代半ばには栽培する農家はほとんどなくなりましたが、最近、食用として見直され、北海道で栽培が復活したということです。

亜麻の種子から取れるのが亜麻仁油《あまにゆ》で、健康食品として注目されています。それはα（アルファ）リノレン酸といわれる脂肪酸を豊富に含むためです。

私たちの体に必要な脂肪酸（必須脂肪酸と呼ばれます）には、飽和脂肪酸と不飽和脂肪酸がありますが、αリノレン酸は不飽和脂肪酸に属します。

この不飽和脂肪酸にはω（オメガ）3型とω6型があり、αリノレン酸はω3型に分類されるものです。それぞれ体への作用は異なりますが、ω3型は免疫正常化、動脈硬化の予防に役立っています。一方、ω6型は細胞を活性化しますが、免疫力を弱める作用もあります。

日本人はω6型に比べω3型の不飽和脂肪酸を摂取する割合が少ないと厚生労働省が指摘しています。亜麻仁油はω3型を豊かに含むので、不足を補うには最適の食品といえます。

ちなみにω3型には、マグロ、カツオ、サンマ、アジなどの青魚に含まれるドコサヘキサエン酸（DHA）とかエイコサペンタエン酸（EPA）もあり、いずれも動脈硬化、高血圧、認知症、アレルギーなどの生活習慣病の予防に役立ちます。

亜麻仁油にはリグナンという成分もあり、これがストレス解消や活性酸素消去の作用を持つといわれています。

最近、亜麻仁油中のリグナンが、私たちの腸内で女性ホルモンのような働きを持つ物質に変換されることがわかってきました。亜麻仁油は「植物エストロジェン」と呼ばれ、若々しい美肌を保ち、乳がんを予防するなど、優しい女性の味方といえましょう。

ニガウリ

血糖降下作用

ニガウリは、沖縄地方ではゴーヤまたはゴーヤーと呼ばれていますが、今や夏の健康野菜としてすっかり有名になりました。ゴーヤのほろ苦さが食欲をそそるゴーヤチャンプルーなどの料理もなじみ深いものになっています。

ニガウリは熱帯アジアの原産です。南アジアではカレー料理の材料として使われ、インドや中国で薬用植物としても使われてきました。わが国には江戸時代に中国から伝えられましたが、近年、健康食品として注目されています。表面のぷりぷりした出っ張りがつぶれていないものが高品質とされています。

「植物インスリン」といわれることもあるように、ニガウリには血糖降下作用があり、その果実がエキスや粉末として、また時には葉や茎が茶として糖尿病の治療に用いられてきました。ニガウリに含まれるポリペプチドＰやキャランチンといった成分が血糖降下作用を示すことによるようです。

エイズウイルスやがんに対する抑制効果もあるといわれていますが、これはニガウリ中のMAP30というタンパク質によります。

そのほか、ニガウリにはベータカロテン、ビタミンC、苦味の成分であるモモルデイシンなどの抗酸化成分を含み、糖尿病、動脈硬化やがんなどの生活習慣病の予防にも役立ちます。また、食物繊維を多く含むので、便秘に効くなど大腸の健康維持にも効果的です。

なお、血糖降下薬を服用中にニガウリを食べると、血糖降下作用が強くなりすぎることがあるので、両者の取合わせに注意が必要です。

動物実験では、流産を起こすことが報告されていますので、妊娠中の女性は食べないほうがよいでしょう。

ニガウリの果実の外皮や種子にはレクチンという赤血球などの細胞に悪影響を及ぼす物質があることも知られています。外皮や種子の摂取は避けましょう。

リンドウ

苦味健胃作用

日当たりのよい山路に青紫色のリンドウが咲く、さわやかな秋が待ち遠しい今日このごろ。リンドウ科の植物の茎や根は苦味の強い成分を含んでおり、胃腸の働きを促進する苦《く》味《み》健胃作用を表します。

苦味健胃・消炎鎮静薬として知られている生薬が、中国産のトウリンドウの根や茎を水洗いし、日に干して作った竜胆《りゅうたん》です。以前は日本産のリンドウやエゾリンドウが竜胆の原料として使われていました。しかし、現在ではほとんど用いられていないようです。江戸時代オランダ人がわが国に紹介したゲンチアナ、長野や高知で栽培されているセンブリもリンドウ科の植物で、やはり健胃薬として使用されます。

3種とも健胃作用を持つのは、ゲンチオピクロシドなどの苦味成分を含んでいるからです。この成分には胃液分泌の促進や腸管運動の促進が認められるからです。

竜胆は抗炎症作用も持ち、尿道炎、リウマチ、目の腫れ、充血、耳鳴り、難聴、頭痛、イライラ、嘔吐などにも用いられます。

なお、生の根をつき砕いたものを水に浸し、その水を飲むとのどの痛みに有効です。

竜胆が含まれる漢方薬として、竜胆瀉肝湯《りゅうたんしゃかんとう》があります。これは、急性、亜急性の泌尿器・生殖器疾患の各種炎症（排尿痛、頻尿、子宮内膜症など）に使用されます。

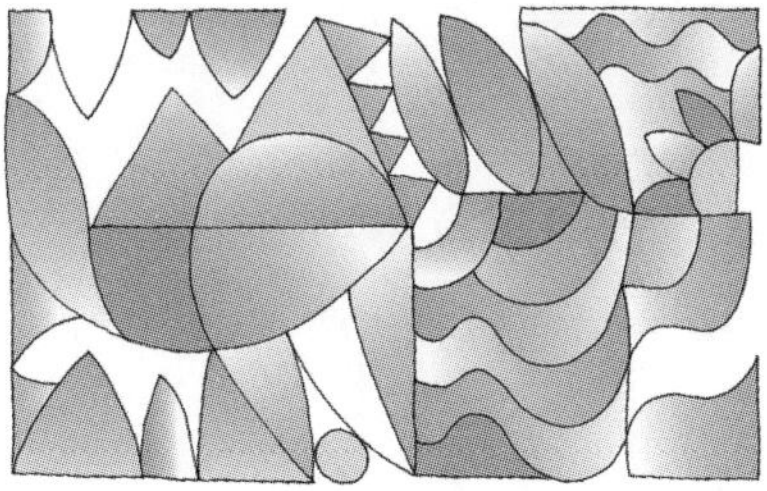

アンズ

咳や喘息などに

春、枝いっぱいにピンク色の花を咲かせるアンズ（杏）は、6月から7月にその果実が鮮やかなオレンジ色に熟します。小さな桃のような形をしていることなどから「唐桃《からもも》」とも呼ばれ、喘息やむくみ、声がれに効く「薬効果実」として利用されてきました。

アンズには強い抗酸化力でがんを予防するベータカロテン、造血に必要な鉄分、脂質の酸化を防ぐカテキン、視力低下予防効果のある黄色色素クリプトキサンチンなどの生理活性成分を含みます。

アンズ酒やアンズジャム、干しアンズ、白ワインやハチミツと煮こむシロップ漬けアンズなど家庭で作られる保存食としてなじみ深い果実でもあります。

また、種子の中の仁《じん》を粉末にした「杏仁霜《あんにんそう》」を寒天で固めた「杏仁豆腐」は、特有の香気となめらかさをもつ魅力的なデザートです。

アンズは、一般に果肉と種子が離れやすい離核性を示し、種が実からポコッとはずれます。種子を乾燥したものが「苦杏仁《くきょうにん》」という生薬です。鎮痛、咳止め、痰切り、浮腫抑制作用のある青酸配糖体のアミグダリンが主成分で、「麻黄湯《まおうとう》」や「麻杏甘石湯《まきょうかんせきとう》」に配合処方され、気管支喘息や初期のインフルエンザ、風邪の治療に使われます。

また、腸の運動を促して便秘解消に有効な脂肪油のオレイン酸も含みます。

薬用樹としての歴史は古く、4千年も前から中国で栽培されていたとされています。仙人の伝記を収めた「神仙伝《しんせんでん》」という昔の中国の書物に、アンズにまつわる話が載っているそうです。呉の董奉《とうほう》という名医が、病人を治しても治療代を取らず、治った者に記念にアンズの木を植えさせていた結果、数年後には見事なアンズ林ができたという心温まる話です。それにちなみ「杏林《きょうりん》」が医師の尊称として使われるようになったそうです。

語りつがれる董奉の「惻隠《そくいん》の心（人を深く思いやる心の大切さを説いた孟子の言葉）」は、現代の医療、介護の場でも大きな力となることが、アンズ林から伝わってくるようです。

ラベンダー

香り成分に鎮静・鎮痛作用

春の末頃から、ピンクや紫色の小さな花を咲かせ始めるラベンダーは、7月の半ばから下旬に見ごろのピークを迎えます。繁殖力の強いシソ科の植物で品種も多く、日本各地で見られます。群生すると、薄紫色の花のじゅうたんを広げたようで、その美しさはひときわ見事です。

ラベンダーはカモミール、ミントとともに世界三大ハーブの一つで、古代ギリシャ、ローマ時代から薬用として利用されてきた伝統的なハーブでもあります。防虫、殺菌、抗感染作用があり、小枝をいぶして感染症予防としたり、衣類の箱に入れて虫よけに使っていたそうです。

特に抗菌、抗感染効果の強さについては、中世ヨーロッパ時代に恐ろしい「ペスト」が大流行し、猛威をふるったとき、ラベンダー畑で働いていた人たちは感染しなかったという話があるほどです。

古代ローマの人々が、ラベンダーの薬用性と香りの良さを好んで、洗濯や入浴の際に利用していたことから、ラテン語の「ラワーレ（洗う）」がその名称になったといわれます。

かぐわしい香りは、リナリルアセテートやリナロールなどの成分によります。これは嗅覚を刺激し、それが脳に伝わり、鎮静、鎮痛作用を示したり、腸の働きを促したりします。

花や茎から抽出される精油は香水の原料となり、また切りきず、打ち身、軽度のやけどの炎症鎮静をする外用薬としても使われています。

「香りの女王」とも呼ばれるその花言葉は「優美」。陶器の染料、部屋を飾るポプリやドライフラワー、線香のやわらかな香り、そして花びらを浮かべたお茶は、風邪予防にもなり心と体を温めてくれます。

鎮静作用や抗ストレス効果のある「リラックスハーブ」は安眠効果も期待でき、精油を枕辺に置いたり、乾燥させた花や葉を枕に入れることもあります。

スイカズラ

夏バテの特効薬

梅雨が明け、まっ白い綿雲がふわふわと浮かぶ夏空が広がっています。開け放った窓から入ってくる風が、カーテンを優しく揺らし、小鳥のさえずりや元気に遊ぶ子たちの声が聞こえてくる日々に自然の心地よさを感じます。

しかし、懸念されているのが、節電による熱中症です。熱中症は戸外、屋内に関係なく発症するので、日ごろから水分をこまめにとる習慣を持つことが大切で、これが一番の予防、対策ともなります。消費電力の少ない扇風機を活用しつつ、室温28度、湿度70％を超えたときは、迷わずエアコンを使いましょう。時に応じた体調管理は、これから続く暑さを乗り切る備えになります。

キウリやトマトなどの夏野菜、旬が夏の果物には体を冷やす作用があります。生薬にも体を温めるもの、冷やすものとそれぞれの薬効があり、健康増進や病気治療などの目的によって使い分けられます。

蒸し暑い夜が続き、睡眠不足になると疲れがたまり、夏バテといわれる体調不良が起こります。そのような症状の特効薬とされるのが、山野や道端に自生するスイカズラです。2輪が対となった小さな花をたくさん咲かせます。

花の色は白からのち黄色に変わり、一つの枝に白と黄色が混ざり合う華やかな美しさが金銀にたとえられ、蕾《つぼみ》を干した生薬は「金銀花《きんぎんか》」と言います。

また、冬の寒さに耐えて茎や葉が緑色を保つことから、茎や葉を干した生薬は「忍冬《にんどう》」と呼ばれます。

金銀花から忍冬には、利尿、鎮痛、鎮静、解毒、そして体を冷やす作用があり、暑さによる頭痛、うっ血、うつ熱、どうき、イライラを解消し、疲労回復、食欲増進、消化機能の改善・回復、滋養強壮にも効果があります。ともに幅広い効能をもつ生薬として重用されています。

金銀花の花筒には蜜腺があり、花を引き抜いて吸うと良い香りとともに甘い蜜がでてきます。涼しげに輝く花が、甘い香りにのせて、涼風を運んでくるようです。

ナス

抗酸化作用のあるナスニン

お盆は、ご先祖を迎え共に時を過ごすという日本の伝統行事で、古神道の先祖供養儀式と仏教行事の「盂蘭盆会《うらぼんえ》」が集合したものといわれます。迎え火や送り火をたき、提灯をともし、ナスやキウリで作った精霊馬（ご先祖の乗り物）を用意し、先祖をお迎えします。心温まる夏の風物詩でもあります。

お盆の行事に使われるナスは、夏から秋が最盛期で、ひんやりとした漬物、素朴な味わいと香りの焼きナス、みそ炒めや天ぷらなどが、夏の食欲不振を解消してくれます。あでやかな濃い紫色の皮には、ナスニンという色素成分があり、強い抗酸化力が高血圧、糖尿病などの生活習慣病や老化を防止します。また、胃液の分泌を促すコリン、病原菌に対する抵抗力を高め免疫力を向上させる苦味成分が、暑さに負けない体力維持、増進に役立ちます。

果実だけではなく、調理の時に捨てられる茎やヘタにも抗菌、抗炎症、鎮痛などの薬効があり、乾燥や黒焼きにしたものが、腫れ物、乳腺炎、歯痛、イボ取りの民間薬に使われています。

「親の小言とナスの花には、千に一つの無駄もない」といわれるように、実の成る割合が高いので、「ナスは成すに通ずる」と縁起のよいものとされ、お正月の喜ばしい初夢「一富士、二鷹《たか》、三茄子《なすび》」と三番目に登場しています。

現在の小田原市出身で、江戸時代後期、農政改革に尽力した思想家の二宮尊徳が、ナスによって歴史に残る大災害「天保の大飢饉《ききん》」から多くの人々を救ったという逸話があります。

夏前のある日、ナス料理を食べた尊徳は、その味がすでに秋ナスのものであることに異常気象を感じ取り、冷夏による不作と飢饉《ききん》を予測。寒さに強いヒエを植えさせ、襲ってきた悲惨な大災害を、一人の犠牲者を出すこともなく無事に乗り切ったということです。

自然は、いつも何かを語りかけています。静かなその声を聞き分け、応えることができるように、心や耳をたえず澄ませていることの大切さを思います。

グミ

タンニンの抗酸化作用と殺菌作用

夏の終わりごろになると、草むらの虫の音が秋の訪れを知らせてくれます。涼しげな鳴き音のマツムシやスズムシ、元気なクツワムシ、コオロギ、ウマオイ。初秋の夜はにぎやかに更けていきます。残暑の厳しさもありますが、こまめに水分補給をしながら、行く夏を楽しみましょう。涼しい秋はもうすぐです。

各地の野山に自生し、春に多数の白い小さな花を咲かせるグミの実が、夏から秋に赤く色づき、枝もたわわに実ります。その様子が山里の郷愁を誘うためか、グミの木は観賞用の庭木や生け垣によく植えられています。

赤く熟した果肉には弾力があり、口にほうり込むと、野山の懐かしい味がするようです。特有の甘酸っぱさと渋みは、緑茶、コーヒー、紅茶にも含まれる、抗酸化作用と殺菌作用を持つタンニンに由来します。タンニンは、インフルエンザウイルスの増殖を抑えると共に、抗生物質が効きにくい細菌の増殖も抑えます。

トマトの有効成分として知られているリコピンも多く、細胞の老化防止に有効で、健康な肌づくりに役立ちます。

免疫力を高め、皮膚、目、喉、鼻の粘膜を強めるベータカロテンやビタミンEも多く含まれます。このほか、食物繊維も多く、腸内の老廃物を排出して善玉菌を増やし、発がん物質の発生原因となる悪玉菌を抑制する効果もあります。

果肉の赤い色素成分、アントシアニンには視力低下の予防・改善効果があり、パソコンや細かい作業による眼精疲労の緩和に役立ちます。

グミの実は、ジャムやゼリー、そして疲労回復や滋養強壮に効果のある薬用酒の材料などに使われます。グミにはビタミンCが少ないので、適量のレモンをスライスして入れると、味も栄養価もグンとアップした、見た目も赤色がきれいな健康酒が出来上がります。

真夏の太陽に向かって咲いていたヒマワリが残す種やおいしいそうに色づいた木の実をついばみにやってくる小鳥たちのさえずり、夏草のなかにゆれる秋のコスモス――風の匂いに夏から秋への移り変わりを感じます。

ナツメ

百薬の毒を和す

木々の葉が緑色濃く繁り、さわやかな初夏の風にそよぐころ、ナツメにやわらかな若葉が芽吹き始めます。〝夏になって新芽がでる木〟ということから「夏芽（なつめ）」と呼ばれるようになりました。クロウメモドキ科の落葉高木で、春に淡黄色の小さな花を咲かせ、秋には楕円形の果実が暗紅色に熟します。うっすらとした甘さと酸味があり、そのまま食べたり、乾燥させて薬用、食用、染料に使います。

中国では、桃、梅、アンズ、スモモ、ナツメを薬効に優れ、栄養分に富む「五果」と称し珍重しています。なかでもナツメは「1日に3個食べると年をとらない」といわれるほど、滋養強壮やアンチ・エイジング効果に優れています。

ナツメの実を表面が赤く色づく9月から10月に採取し、軽く湯通しして乾燥させたものが、生薬の「大棗《たいそう》」です。大棗には胃や脾臓《ひぞう》を丈夫にし、精神を安定させ、強い薬物の作用を緩め温和にするなどの働きがあります。漢方三大古典の一つ「神農本草経」には、「百薬の毒を和す（緩和する）生薬」として上品《じょうほん》に分類されています。

薬剤を穏やかな作用に整えて副作用を少なくする「薬性緩和」効果があり、多くの薬剤に配合されています。その使用頻度は生薬全般で4番目に当たり、重要なものです。

大棗が使われている薬には、逆流性食道炎、胃炎、貧血、冷え性、慢性腎炎、膵炎《すいえん》を改善する「六君子湯《りっくんしとう》」、関節痛、リウマチ、神経痛を緩和する「五積散《ごしゃくさん》」、皮膚炎、蕁麻疹《じんましん》の治療に処方される「桂麻各半湯《けいまかくはんとう》」などさまざまです。

ほかに、不眠、ヒステリー、筋肉痙攣《けいれん》、小児の夜泣きに処方される「甘麦大棗湯《かんばくたいそうとう》」があります。これは「甘草《かんぞう》」、「小麦《しょうばく》」、「大棗」という、いずれもそのまま食品としても利用される3種類の生薬で構成されています。

薬膳、薬酒、ジャム、ドライフルーツなど、私たちの身近にあり、庭木のしなやかな枝に実る紅色のナツメ。「薬も食物も源は同じ」という「薬食同源」を具体的にわかりやすくみせてくれる果物です。

梅沢浜夫

抗生物質カナマイシン等の開発者

梅雨の季節となりました。この時期は湿度が高く肌寒い日もあり、体がだるい、頭が重いなどの体調不良が続くことがあります。この一見、風邪のような症状が長引くときに注意しなければならないのが結核です。

結核は現在でも、年齢層に関係なく、年間約2万人余りが新たに発病しています。医療関係者はこの事態を憂慮し、公益財団法人結核予防会は「ストップ結核」を掲げ、結核に対する正しい知識と早期治療の重要性を呼び掛けています。

結核は、結核菌を含む咳や痰の飛沫《ひまつ》を吸い込むことで、肺、骨、喉頭に感染するものですが、発病するのは、その約1割程度です。感染後、潜伏期間はさまざまで、過労やストレスにより免疫力が低下したときに結核菌が増えると発病に至ります。

37度前後の微熱、多量の寝汗、せき、頭痛、食欲不振、全身の倦怠《けんたい》感が長期間続きます。このような状態が2週間以上続くときは、早く受診しましょう。結核は薬できちんと治療すれば完治するものです。自分の健康を守るだけではなく、周囲への感染を防ぐためにも早期治療が大切です。

1882年に結核菌を発見したドイツの医学者、ロベルト・コッホは結核菌感染の有無を判定するツベルクリンを作り出しました。その後、1995年にドイツの物理学者、レントゲンがエックス線を発見し、医療に応用され、結核感染の検査に使われています。

治療は抗結核薬を用いた化学療法で進められます。この抗結核薬の中にストレプトマイシン耐性菌にも効果を発揮する抗生物質カナマイシンがあります。結核菌、赤痢菌、ブドウ球菌感染症などに有効で世界で用いられています。カナマイシンを開発（1957年）したのが、微生物化学者の梅沢浜夫です。浜夫は、有機化学者である兄の純夫とともにペニシリンの国産化を実現（1944年）し、抗がん薬ブレオマイシンなど数々の新抗生物質を発見、開発しました。その活躍は、世界でも高く評価されています。国際化学療法学会では、同学会の最高位の賞として「ハマオ・ウメザワ」記念賞が制定されています。

近年、抗生物質の使用増加に伴い、各種耐性菌の出現が問題となっています。抗生物質は、必要なときに大切に使うことが、抗生物質の研究に生涯を注いだ梅沢浜夫の深い思いに応えることだといえます。

枇杷

大薬王樹・無憂扇

日中の暑さがおさまり、涼しい夕風に願い事を書いた五色の短冊がサラサラとゆれる星祭り。7月7日の七夕、二十四節季の小暑と、いよいよ本格的な夏の到来です。

みずみずしい夏の匂いと味わいを運ぶ果物、枇杷《びわ》の季節となりました。古代、中国から伝来したといわれ、11月から2月、花の少ない冬に芳しい香りの小さな黄白色の花を枝先にいっぱい咲かせるバラ科の常緑高木です。夏に熟すだいだい色のふっくらとした果実の形が、楽器の琵琶に似ていることからその名がつきました。

甘酸っぱい果実には、抗酸化作用のあるベータカロテンが多く、体内で必要な分だけビタミンAに変わり、皮膚や粘膜を保護して風邪によるせきやのどの痛みを鎮めます。また、がんや動脈硬化、老化予防に働くクロロゲン酸、疲労回復に効くクエン酸やリンゴ酸も豊富です。

葉はタンニンやサポニンなどを含み、皮膚の炎症、かぶれ、あせもの改善効果や、解熱、鎮痛、健胃整腸、滋養強壮、リラックス効果、咳や痰の鎮静効果など様々な働きがあります。
枇杷の葉の裏にある細かい毛を取り除き乾燥させたものが生薬として使う「枇杷葉《びわよう》」です。
また、奈良時代に来日した唐の学僧、鑑真和上によって伝えられた「枇杷の葉療法」は今も用いられています。

このようにさまざまな薬効があるため、仏典では枇杷の木は「大薬王樹《だいやくおうじゅ》」と呼ばれ、枇杷の葉は「病気の憂いを無くす葉」という意味の「無憂扇《むゆうせん》」という別名でも呼ばれます。

江戸時代の川柳に「枇杷と桃　葉ばかりながら　暑気払い」の一句があります。枇杷の葉や桃の葉には高い利尿作用や鎮静効果があり、煎じたものが炎暑による体のほてり、動悸、めまいなどの暑気あたりの症状緩和、治療に使われていました。

枇杷葉をニッケイ、甘草などの生薬とブレンドして煎じたのが暑気払いの妙薬として庶民に親しまれた「枇杷葉湯《びわようとう》」です。京や江戸の町の枇杷葉湯売りの様子が、涼を呼ぶ夏の風物詩として浮世絵に描かれているそうです。

蓮

夏バテ、不眠の妙薬

大気が澄みわたる涼しい早朝に、ピンクや白色の麗しい花を咲かせる蓮《はす》。泥水の中から生じる気高く清浄な蓮の花は「蓮華《れんげ》」と呼ばれ、仏の智慧と慈悲の象徴とされています。お盆には蓮の花が供えられ、大きな葉には供物を盛るなど、わが国の仏事にはなじみの深いものです。

蓮の地下茎である蓮根《れんこん》には、エネルギー源となる炭水化物や利尿作用の高いカリウム、免疫力を向上させるビタミンCが多く、猛暑の夏にスタミナアップ効果を期待できる野菜といえるでしょう。

切ったときの粘り気はムチンという水溶性食物繊維によるもので、胃の粘膜を守り、胃もたれや消化不良を緩和します。このほか切り口を黒く変色させるタンニンには強い抗酸化力、収斂作用（ひきしめ作用）があり、蓮根のおろし汁は下痢、吐き気、鼻血、せき、口内炎、むくみの改善に利用されます。

花の終わったあとの花托《かたく》（茎の先端で花びら、雄しべ、雌しべ、がくのある場所）が蜂の巣に似ていることから「蜂巣」と呼ばれ、それが転じて「蓮」となりました。

花の時期が過ぎると、花托の中に白い蓮の実（種子）がなります。デンプン、タンパク質、脂肪分が豊富で栄養価が高く滋養強壮、疲労回復に役立つ食物です。また、血液浄化作用もあり、婦人病にも効くといわれています。

8月から9月、黒く熟し堅くなった種子の殻を取り除き乾燥させたものを生薬名で「蓮肉《れんにく》」といい、「神農本草経《しんのうほんぞうきょう》」には、胃腸の働きを強め、精神を安定させ体を丈夫にする上品《じょうぼん》として記されています。蓮肉が使われている漢方薬には、神経性の胃腸炎、過敏性腸症候群を治療する「啓脾湯《けいひとう》」、慢性の泌尿器科疾患に用いる「清心蓮子飲《せいしんれんしいん》」などがあります。

蓮は、種子のほかにも生薬として花托（生薬名「蓮房《れんぼう》」）、葉（生薬名「荷葉《かよう》」）、胚芽（生薬名「蓮子心《れんししん》」）、根茎の節部などさまざまな部分が利用される有用植物です。

荷葉や蓮子心には解熱、鎮痛、鎮静作用があり、暑気熱、夏バテからくる食欲不振の改善、暑さによる不眠を解消し、高い安眠効果が得られる妙薬といわれます。

鈴木梅太郎

ビタミンB1を発見

まぶしく輝く太陽のもと、緑の木陰に憩い、涼しく通り過ぎる風に吹かれ、心地よさを感じます。日本は美しい自然と四季に恵まれていますが、周りを海に囲まれているため夏は高温多湿で、食欲不振や体のだるさを伴う夏バテ、熱中症の大きな原因となります。

食欲不振や体のだるさなどの体調不良は、夏に発症することの多い脚気《かっけ》の初期にも起こります。脚気は、重篤になると歩行困難や心臓疾患におよぶこともあり、その誘因には偏った食生活もあります。江戸時代に多発し、「江戸わずらい」と呼ばれ、原因不明の疫病として恐れられたということです。明治時代になっても、その原因はわからず、当時、同じく猛威をふるっていた結核とならび、「二大国民病」といわれていました。この難病であった脚気の治療に大きく貢献したのが、農芸化学者の鈴木梅太郎です。

鈴木はオランダの医学者クリスチャン・エイクマンが1896年に発表した「脚気の予防に糠《ぬか》が有効」という、ニワトリを使った実験と研究報告に注目し、米糠の有効成分について研究を進めました。そして、1910年、米糠から抗脚気有効成分を抽出することに成功し、これをイネの学名「オリザ・サティバ」にちなんで「オリザニン」と命名しました。これが、ビタミンB1です。この発見をきっかけにビタミンの研究が急速に進み、ビタミン学の基礎が確立されました。ビタミンは食品に含まれる微量栄養素で、体の機能を高めたり、バランスを調整するなど、健康な生命活動を維持するのに欠かせないもので、不足すると体調不良や病気に至ることがあります。

鈴木は脚気の原因がビタミン不足による栄養障害であることを突き止め、その治療にはビタミンB1の補給が必要であることを、ハトを使った実験で証明し、治療法を確立しました。

また、鈴木は、門下生の高橋克己との共同研究で、タラの肝油からビタミンAを抽出、製品化させました。このほか、緑茶に含まれるビタミンCの研究で女性初の農学博士となった辻村みちよをはじめ、多くのビタミン研究者の指導、育成にも尽力しました。

健やかな食生活を支えるビタミン学や栄養学への道を開いた鈴木梅太郎の志を伝える日として、ビタミン学会は、ビタミンが発見された12月13日を「ビタミンの日」としています。

養生訓

貝原益軒の予防医学書

夏野菜のニガウリやヘチマのグリーンカーテン、夜空に打ち上げられる大輪の花火、風鈴の澄んだ音色。夏の暮らしが情緒豊かに彩られます。巡り来る季節の変化に調和して、四季の養生法（健康法）が、漢方の古典「黄帝内経（こうていだいけい又はこうていないきょう）」に記されています。

「黄帝内経」は東洋医学の基礎理論書で、今から２３００年ほど前の中国・前漢時代ごろに書かれたといわれます。黄帝は、同じく前漢時代に司馬遷によって書かれたといわれる「史記」にも登場する伝説上の帝王です。「黄帝内経」には、黄帝が行なったさまざまな質問とそれに対する医師岐伯《きはく》たちの回答が問答形式で記述されています。

そこには、病気と食物や薬との関係。病気ではないが、体調不良で健康ともいえない未病の状態を、食事や生活習慣を改善することで治療する予防医学の重要性が記されています。また、心と体は密接につながっており、心の問題が体の不調や病気の原因に関係するという「心身一如《しんしんいちにょ》」の考え方が示されるなど、幅広く深い内容が語られています。

未病に関しては、わが国でも、江戸時代初期から中期に活躍した貝原益軒《かいばらえきけん》の名著「養《よう》生訓《じょうくん》」（1713年）に、「養生の道は、病気にかかる前につつしむこと」と書かれています。医師、薬学者、儒学者であった貝原は、教育、思想、実用など多彩なジャンルの書物を書き、多くの人々に愛読され、大きな影響を与えました。

貝原の研究の集大成が、「黄帝内経」の医学理論を基に、儒学の精神と健康で長生きするための実践法をまとめた「養生訓」です。内容は具体的で、飲食、睡眠、運動などの身体面に関すること、感情コントロールや心の持ち方などの精神面に関することが示されています。例えば、腹八分目の食事法、薬の使い方、役に立つことを行うこと、生きがいのある質の高い生活を心がけることなど、長生きをするためのさまざまな方法が詳しく述べられています。

心やさしい響きをもつ「養生」には、天地の恵みと父母への感謝を忘れず、「命を尊び、慈しむ」という意味があり、ここに、貝原が大切にしている根本理念が現れています。

わが国で、最初の予防医学の実践書、そして人生読本として評価の高い「養生訓」は、人々の健康と幸せを願う貝原の思いが込められ、世に送りだされました。

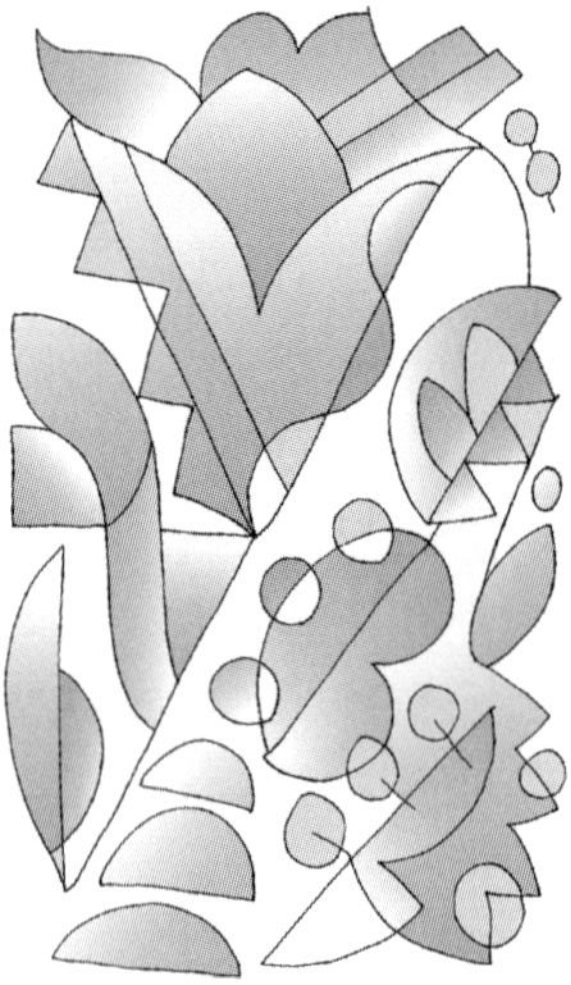

秋

がん征圧月間

化学療法と免疫療法

9月はがん征圧月間です。わが国では国民病ともいわれるがんは現在、死因第1位で年間35万人以上の方がなくなっています。とくに最近増えているのが、大腸がん、肺がん、乳がんなどです（2011年厚生労働省人口動態統計調査）。今回は、がんに対する化学療法と免疫療法についてお話しします。

化学療法では、効果の異なる各種抗がん剤が医療現場で使用されます。大多数の抗がん剤は毒性が強く、副作用として悪心、嘔吐、脱毛、白血球数減少などを起こします。患者の苦痛を和らげるため、副作用を防止する薬を用いる補助的な療法も行われます。また、効き方の異なる抗がん剤を複数併用したり、がん組織に抗がん剤を集中させたりして治療効果を高め、副作用を少なくする努力も行われています。

一方、手術後の患者や末期の患者に用いて、抗がん剤の副作用を少なくし、延命効果もあるという免疫療法も注目されています。免疫療法は、免疫細胞の力を強くしてがん細胞を攻撃したり、がん細胞の増殖を抑制したりする療法です。

免疫力を高めるのが免疫促進薬です。身近なキノコから取り出した各種多糖体で、例えばカワラタケからのクレスチン、シイタケからのレンチナン、スエヒロタケからのシゾフィランなどがあります。いずれも、著しい抗がん作用はありませんが、持続的に用いるとじわじわと効果を発揮します。

がんの予防、早期発見、最善の治療、緩和ケアなどを進めるとともに、画期的な新規抗がん剤の開発に向けて、一層の研究が望まれます。

葛根湯

風邪のひき始めに

いよいよ秋本番です。秋の野原にけなげに咲く草花。秋の七草は、萩《はぎ》、薄《すすき》、葛《くず》、撫子《なでしこ》、女郎花《おみなえし》、藤袴《ふじばかま》、桔梗《ききょう》です。

葛の根を干した生薬は葛根と呼ばれ、漢方薬の葛根湯に処方されています。暮根湯は家庭の常備薬で、古くから愛用されている風邪薬です。その風邪薬としての特徴は、効く場合と効かない場合がはっきりしていることです。

熱が体にこもり、汗をかきにくい、寒気がして肩や首が凝るといった風邪には、葛根湯はよく効きます。筋肉痛や関節の痛みと腫れにも有効です。一方、普段寒がりの人がかかった風邪には効かない場合が多いのです。

また、風邪をひいたとき、どの段階で暮根湯を服用するかによっても効き方が違ってきます。一般的に風邪のひき始めには効きますが、風邪が進行し、せきやたんが出るころになると効かなくなるのです。

漢方では「証《しょう》」という考えがあります。これは現代医学では、体質や症候に該当するものです。患者の証に合った漢方薬を用いることを「随証処方《ずいしょうしょほう》」といい、その処方を用いて治療することを「随証治療《ずいしょうちりょう》」といいます。葛根湯は、随証処方、随証治療の考え方のよくわかる代表的な漢方薬といえそうです。

酒

アルコールの分解能力は人それぞれ

深まりつつある秋、少し気温が下がった夜などは燗をしたお酒はひときわおいしく、つい量が過ぎてしまうこともあるかもしれません。体を壊すような深酒をしないようにしましょう。

酒（アルコール、正式にはエチルアルコール）は、適度に飲むと「百薬の長」と呼ばれるように、食欲増進、緊張緩和、血流増加、疲労回復などの作用があり、健康に良いものです。

しかし、アルコールには中枢神経抑制作用があり、飲み過ぎると呼吸中枢を麻痺させ、呼吸停止を起こし死亡に至ることもあります。これが急性アルコール中毒です。

また、アルコールやその分解物質であるアセトアルデヒドには、私たちの体を作るタンパク質を凝固・変性させる作用があり、アルコールをたくさん飲み続けると、記憶障害、食道や胃の炎症、肝臓の脂肪蓄積などの慢性中毒を起こします。またアセトアルデヒドは、お酒を飲んだときに現れる顔面紅潮や動悸、吐き気、頭痛等の原因となる有毒物質でもあります。

アセトアルデヒドは、体内に取り込まれたアルコールが肝臓で分解されるときに生成する物質ですが、肝臓内の酵素（アルデヒド脱水素酵素）によって分解・解毒され酢酸となります。しかし、アセトアルデヒドを分解するこの酵素の力には人種差や個人差があるので、お酒に強い人もいれば、弱い人もいるというわけです。お酒に強いか弱いかは、遺伝的に決まっているのです。

このため、お酒を飲んですぐ顔が赤くなる人にはあまりお酒をすすめてはいけません。飲めない人に強制するのは、一種の拷問になります。また、「一気飲み」のように短時間で大量のお酒を飲むと、アセトアルデヒドが体中にたまり急性中毒を起こすので、大変危険です。十分注意しましょう。

ニコチンパッチ

ニコチンを補充しながら禁煙

日本たばこ産業（ＪＴ）が２０１２年５月に実施した喫煙者率の調査結果を発表しました。それによると、喫煙者の割合は成人人口の21・１％で、過去最低とのことです。男女別の喫煙者率は、男性32・７％、女性10・４％でした。喫煙者率は減少傾向にあり、その理由についてＪＴでは、高齢化の進展や、健康意識の高まり、喫煙関係の規制強化、増税・定価改定等が考えられるとしています。

たばこは三つの主な成分（タール、一酸化炭素、ニコチン）を含みます。タール（ヤニ）には、ベンズピレンなど１００種以上の化学物質が含まれており、それらはいずれも発がん性がある毒物です。一酸化炭素は、酸素を運ぶヘモグロビンと強く結合（酸素に比べ２００倍）し、全身的に酸素欠乏状態にします。ニコチンは脳に作用して、陶酔感や多幸感を引き起こします。

このようなニコチンの作用を求めて、人はたばこを吸ってしまいます。そしてニコチンが切れると「イライラする」、「集中できない」ということになり、ニコチンを欲求するようになります。ニコチン依存の状態です。「食後の一服」、「手持ち無沙汰なので一服」、「イライラ解消に一服」、「朝目覚めたらまず一服」など、習慣的な面と身体的な面の両方が合わさって、たばこを止められなくなるのです。

決心して禁煙しても、途中で挫折するのには理由があります。禁煙すると、ニコチン依存になった体がニコチン切れの状態になり、イライラが高まる等の苦痛を伴う症状が出てしまうからです。

そこで、いきなりニコチン切れにするのではなく、ニコチンパッチを使ってニコチンを補充しながら行う治療法があります。ニコチン置換療法といわれるもので、次第にニコチン補充量を減らし、無理なく禁煙に導きます。

肺がん、心臓病、呼吸器疾患などの原因になるたばこ。防煙、分煙、禁煙を進めていくことが大切になっています。

イチョウ

記憶改善や喘息治療に

秋の夕陽に　照る山もみじー

童謡の一節にあるように、紅葉が美しい季節です。カエデとともに紅葉の代表格はイチョウでしょう。イチョウは約2億9000年前から存在している植物です。黄金に色づく葉も見ごたえ十分ですが、酒のつまみや茶わん蒸しの具としておつなギンナン（イチョウの実）も私たちに親しみ深いものです。

中国では、イチョウは「百果《びゃっか》」と呼ばれ、その葉は煎じて喘息の治療、膀胱筋肉の機能低下に伴う失禁治療に用いられていました。また、フランスやドイツでは脳卒中防止、記憶改善のためのハーブとして重用されています。

洋の東西を問わず生薬として使われてきたイチョウですが、近年の薬学研究でいろいろ大切なことが分かってきました。イチョウの葉は、血液の循環改善、アレルギーへの抗炎症作用を持つフラボノイド、ギンクゴリド、ビロバノイドを含みます。脳の血液循環不全を改善して記憶や学習機能を高めることから、認知症への適用が期待されています。抗炎症、抗アレルギー、抗喘息、たんの排出促進などの作用もあります。これらの作用の仕組みには、血液粘度を増して血液を凝固させる成分である血小板活性化因子（ＰＡＦ）に対する抑制が関わることもわかってきました。

イチョウは医療用として有用ですが、過剰に使うと中毒を起こしますので注意しましょう。

痛風

尿酸値低下食と運動を

「風が吹いただけでも痛い」ことから名付けられた「通風」。痛風は生活習慣病の一つで、若年層にも広がりを見せている病気です。

一般的に通風は足の親指などの関節に尿酸という物質が結晶となってたまって起こる炎症で、激しい痛みを伴います。わが国では約50万人の患者がおり、そのほとんど（99％）は男性といわれています。

尿酸は細胞の燃えかすのようなもので、私たちの体内で生じた産物です。また、食物中のプリン体という物質からも作られます。通常は血液中に溶けていて尿として排泄されます。しかし、量が多くなると関節や腎臓で尿酸の結晶がつくられ、蓄積することで痛風を発症することになります。

人間ドックで行われる血液検査の項目の一つにある尿酸値が、７㎎／dL以下であれば正常です。それを超えると高尿酸血症と診断され、さらに９㎎／dL以上であれば通風を起こす危険性があります。

高尿酸血症は腎不全、尿路結石、狭心症、脳血管障害、高血圧、高脂血症などを併発するので注意を要します。

予防のためには総カロリーを減らした食事をとり、またプリン体を多く含む食品（レバー、干物、エビ、アルコール類（特にビール）等）を控えるようにしましょう。ジョギングや水泳、ゴルフなどの運動で体重減少に心がけたり、ストレスの発散をしたりすることも必要です。

通風の治療には尿酸の産生を低下させるアロプリノール、尿酸排泄を促進するプロベネシド、ベンズブロマロンが使われています。また、痛風発作時には、インドメタシンのような抗炎症薬が用いられます。

動脈硬化

日本発の薬プラバスタチン

コレステロールやトリグリセリドは、リポタンパク質を構成して、私たちの血液中に流れています。

リポタンパク質には比重の低いものや高いものなどがあって、比重の低いもの（ＬＤＬ）は「悪玉コレステロール」とも呼ばれ、徐々に血管壁に付着し、血管を硬くして詰まらせます。特にＬＤＬが酸化されると悪玉度が大きくなります。さらに血液中のコレステロールが多いほど高脂血症（脂質異常症）になりやすく、動脈硬化、心筋梗塞などを引き起こしやすいことなどがわかってきました。

動脈硬化を予防するためには、日常の食事に注意することが大切です。動物性脂肪の多い食事を控え、かわりに納豆、豆腐のような大豆タンパク質を摂取するようにしましょう。また、セルロース、ペクチン、アルギン酸、グルコマンナン、動物性キチンのような食物繊維を含む食品を摂取するようにしましょう。

なお、糖尿病、高血圧、肥満、喫煙などは動脈硬化の危険因子ですので注意が必要です。

現在、世界中の多くの国で数多くの高脂血症や心筋梗塞の患者を救っているのがプラバスタチン（商品名メバロチン）です。これはわが国で開発された優れた高脂血症治療薬です。

私たちの体内でコレステロールは肝臓の酵素（ＨＭＧ－ＣｏＡ還元酵素）によって産生されます。この酵素活性を抑えてコレステロールの合成を抑え、血液中のコレステロールを低下させるのが、プラバスタチンです。同様な治療作用を持つスタチン系とよばれる一連の薬剤も広く使用されています。

これらスタチン系の医薬剤のほかに、コレステロールと酸化型ＬＤＬを減らすプロブコールなどの高脂血症治療薬もあります。

老人週間

高齢者は薬用量と併用に注意

9月15日は老人の日、15日から1週間は老人週間です。総務省の推計によると、平成23年9月現在、わが国の65歳以上の高齢者は2980万人（総人口の23・3％）で過去最高とのことです。年齢区分別にみると、70〜74歳が717万人、75〜79歳が614万人、80歳以上が866万人で、70歳以上はあわせて約2200万人です。

高齢者は、薬の服用には十分注意が必要です。加齢に伴い肝臓の解毒機能（薬の分解力）が弱まるとともに、腎臓の排泄機能（薬やその分解物質の尿中排泄力）が低下するため、薬の効き方が一般成人に比べ強くなるからです。

また、高齢者はいくつかの病気を併発することも多いので、それぞれの病気に対する治療薬の飲み合わせにも十分な注意が望まれます。複数の薬が相互作用して予期しない副作用が出るおそれがあるからです。

以上の点を考慮すると、漢方薬は複数の疾患に有用なので、高齢者に適しているといえましょう。例えば、山薬《さんやく》（山芋を含む生薬）や地黄《じおう》などの生薬からなる八味地黄丸《はちみじおうがん》は、老化防止作用を持ち、白内障、腰痛、疲労倦怠などに効きます。

高齢者を守り、保護する医療制度の充実が望まれますが、まずは高齢者自らが健康に留意し、そして周囲の家族が高齢者にも快適な生活環境つくりに留意することが大切だと思います。

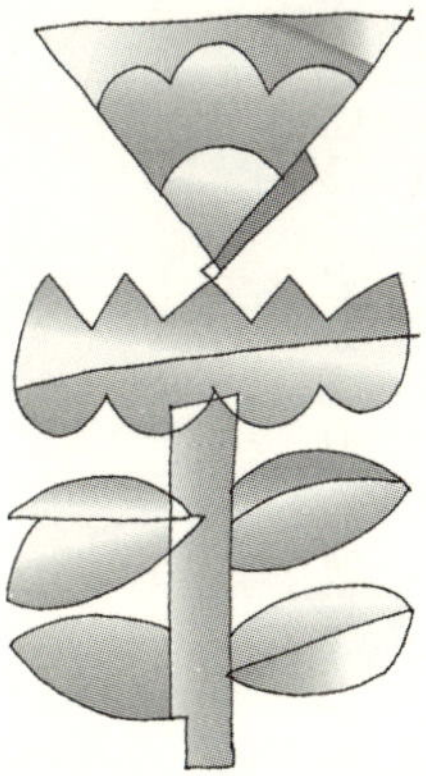

腰痛

冷湿布と温湿布

スポーツの秋です。スポーツをするとさまざまな痛みが起こることがあり、特に多いのが腰痛です。腰の骨、関節、筋肉、靭帯《じんたい》、椎間板《ついかんばん》、腱《けん》などに無理や負担がかかって起こります。加齢に伴って脊椎が変成し、神経を圧迫して生ずる脊椎管狭窄症もあり、症状が強く出ることもあります。

腰痛が起きた場合、楽な姿勢で安静にして休息をとります。このときよく使用される湿布は、血管を刺激して血液循環を促し痛みを取る働きをします。はっかの成分（メントール）を含む冷湿布、唐辛子エキスを含む温湿布の二種類があります。

例えば、ぎっくり腰の痛みには、初めの1～2日は冷湿布を用い、痛みが取れてきたとき温湿布に変えます。

漢方薬も有用です。漢方で瘀血《おけつ》と呼ばれる血の滞りを改善する桂枝茯苓丸《けいしぶくりょうがん》や当帰芍薬散《とうきしゃくやくさん》は腰痛にも使われます。

西洋薬では、痛みに飲んですぐ効く薬として、アスピリンやアセトアミノフェンなどがあります。インドメタシンなどの抗炎症薬も有効です。もともとインドメタシンは医療用医薬品でしたが、現在、処方せんがなくても薬剤師の説明・指導が受けられれば入手できる一般医薬品になりました。しかし、薬効が強く、使用には注意が必要です。

以上のような薬剤を用いたが、1～2日たっても痛みが取れない場合は、整形外科を受診しましょう。

人はもともと四足で生活していたのですが、進化して二本足で歩くようになった結果、腰に過度の負担がかかり、腰痛が起こるようになったといわれています。腰を痛めないため、普段から適度な運動とバランスのとれた姿勢を心がけることが大切です。

ＡＥＤ

普段から緊急事態に備えを

スポーツ中に心臓停止したり、やけどを負ったり、犬にかまれたり、ハチに刺されたり――これらの緊急時に、速やかに、的確に対応する救急医療のニーズが高まっています。

呼吸停止、心停止は、マラソン、サッカーなどのスポーツ中だけでなく、仕事場、駅、空港、家庭などでも前兆なく起こります。救急車内での救急救命士による手当てが大切ですが、救急車が到着するまでの現場における応急処置が非常に重要です。

呼吸停止後は供給酸素が不足するため脳の働きが急速に失われ、蘇生《そせい》できなくなります。呼吸停止後3分以内に人工呼吸を行うと約75％は助かりますが、停止後5分経過すると蘇生率は25％にまで低下するということが示されています。

近年、駅やデパートなどでよく見かけるようになった自動体外式除細動器（ＡＥＤ）は、２００４年から使用が認可されました。

ＡＥＤは体外（胸部）から心臓に電気ショックを与え、細動する心臓に正常リズムを起こさせるものです。わが国の心臓突然死は年間5万人に及ぶといわれていましたが、AEDの認可・使用で蘇生率が高まっています。呼吸停止、心停止寸前の患者を見かけたとき、人工呼吸、心臓マッサージを施し、AEDで心臓拍動を回復、尊い人命を救いたいものです。AEDには使用手順が記されており、初めて使用する人でも操作できます。

心停止のときや、ハチ刺されによるアナフィラキシーショック（血圧低下、呼吸困難等）のときは、ホルモンの一種、アドレナリンの静脈内注射や筋肉注射が有効です。アドレナリンは心臓刺激、血圧上昇、気管支拡張作用を持っているからです。

思いがけず遭遇する事態、例えば毒物を誤って飲んだり、食べ物がのどに詰まったり、怪我をして出血が止まらなかったりするなどの緊急事態に備え、普段から対応を考えておきたいものです。

菊花

薬用に食用に

更けゆく秋にひときわ目を引くのが菊の花です。全国あちらこちらで菊花展覧会が催され、多くの人々を楽しませています。古く中国から渡来した菊は、観賞用としてだけでなく、漢方薬、民間薬として、さらに食用としても用いられてきました。

菊の花を乾燥させた生薬は、菊花《きっか》と呼ばれます。わが国ではシマカンギク（島寒菊）の花のことを菊花として扱っています。ボルネオールという精油成分のほか、アデニン、コリンという化学成分を含んでいます。風邪のときの熱を下げたり、頭痛を治したりするのに使用されます。視力を改善したり、目の充血を取ったり、また解毒・消炎作用も持っています。

菊花は血圧も下げます。このことから、高血圧治療用漢方薬の釣藤散《ちょうとうさん》の構成生薬の一つとなっています。なお、釣藤散は、高血圧の症状（頭痛、頭重、肩こり、耳鳴り、めまいなど）にも有効です。さらに近年、アルツハイマー病患者の記憶障害や精神症状の改善作用が報告され、注目されています。

古くから、「草枕」といって枕の中に菊花を入れて頭痛よけにしました。延命長寿を願う意味で、菊花を酒に浮かべたり、茶に入れたりして、それぞれ「菊酒」、「菊茶」と呼んで慶事に使ってきました。また、生の花をゆでて酢の物、お浸しなどにしたり、葉の片側に薄い衣をつけ精進揚げにして食用としても珍重されています。

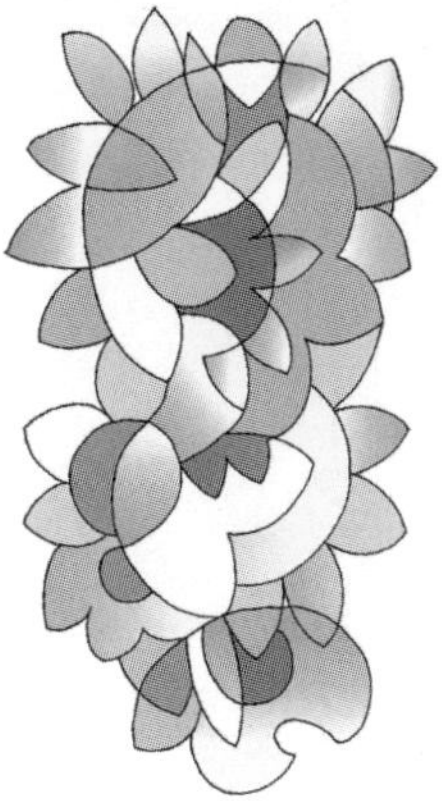

ヒマワリ

動脈硬化と老化の予防

夏から秋にかけ、大きな黄色の花を咲かせるのがキク科の植物ヒマワリです。その成長期のころ、つぼみが太陽に向かって回ることに由来してこの名前になりました。朝は東に向き、夕方、太陽が沈むころには西を向きます。夜間に向きを西から変えるのです。

ヒマワリは北米原産で、スペイン、フランス、ロシアに渡り、現在ではロシアを中心に中国などでも、ヒマワリ油を搾るため栽培が盛んに行われています。わが国には17世紀に伝来し、北海道や宮城県などの地域特産として食用油、化粧品に加工され利用されています。

秋に収穫される種子から50%の脂肪分のほか、タンパク質、糖も含む良質のヒマワリ油が採取されます。脂肪にはリン脂質や、リノール酸、オレイン酸といった不飽和脂肪酸、アルギニンやリジンといった塩基性アミノ酸が含まれています。

向日葵子《こうじつきし》と呼ばれる生薬は、ヒマワリの種子を加工したものです。リノール酸による血栓形成抑制作用があり、動脈硬化や高脂血症の予防効果もあります。風邪などの感染症の予防、また、ビタミンEも豊富で老化防止に有用です。

乾燥した種子は、民間薬として1日5gを煎《せん》じて飲むと、風邪による発熱を下げます。カロリーが高いので煎《い》って食べると滋養強壮効果があり、欧米では栄養価の高いポピュラーな食材となっています。米国のメジャーリーグの野球選手も試合中、ダッグアウトで食べています。

敬老の日

高齢者の生理的機能と薬の効き方

9月の第3月曜日は敬老の日です。わが国は世界の中で最高の高齢社会、長寿国ですが、人は加齢に伴い体のいろいろな生理的機能が低下します。これによって、服用した薬の体内での動きが変化し、薬の体への影響・効果が大きく変わってきます。

口から入った薬の体内での動きは、①消化管からの吸収②肝臓での代謝と分解③各種臓器への移行④腎臓からの排泄――という流れで、消化管や肝臓等の臓器の働きが、薬の効果に大きく影響することになります。

高齢者では、特に肝臓の薬物解毒機能や腎臓の薬物排泄機能が低下します。このため、薬物の血中濃度が高くなります。また、高齢者は脂肪が多くなるため、脂肪に溶けやすい薬は蓄積しやすくなります（薬の体内濃度が高くなります）。

このようなことから高齢者では、服用した医薬品の効果が強く出たり、薬の副作用や中毒が発現しやすくなります。加えて、高齢者では毒物や薬物から脳を守るしくみ（脳血液関門と呼びます）の機能も低下しますので、脳に薬が入りやすくなり、薬物の眠気や吐き気などという中枢性の副作用も増します。

そのほか、加齢に伴い薬の作用部位が変わることから、薬の効果が強くなったり、弱くなったりします。複数の医薬品を併用する場合は、薬の相互作用による有害作用が、高齢者では強く出るおそれがありますので注意が必要です。

一方、漢方薬は複数の疾患症状を持つ場合が多い高齢者にとって有用な薬剤です。緩やかに効き目が現れ、高齢者の自然治癒力を増すからです。このほか、現代の医薬品が陥りやすい多剤併用の弊害を回避できる利点もあります。

健康で幸福な毎日を高齢者が送れるように、病院、施設、在宅での医療や介護等のサポート、配慮が望まれます。

高齢者も食事と運動に留意し、自身の健康管理に努めましょう。特にカロリーコントロールをしつつ、バランスの取れた食事をとりましょう。ときには、周りの人たちと楽しくコミュニケーションできる憩いの場と時を持つことも大切です。

緑内障と白内障

眼圧上昇とレンズの濁り

10月10日は目の愛護デーです。今回は目の疾患、「緑内障」と「白内障」について記します。光がまぶしく、物がかすんで見える目の疾患は緑内障です。角膜とレンズ（水晶体）のすき間には、角膜とレンズに栄養を与える体液（房水と呼びます）があります。普段はその産生と排出が適度に調節され、一定圧が保たれています。

しかし、この調節が破たんし、房水がたまり過ぎると眼圧が高くなり、視神経細胞を圧迫し、死滅させて視力が低下したり失明したりします。これが緑内障です。

緑内障の治療にはレーザー手術などのほか、点眼薬が使われています。房水の産生を抑制するチモロール、流出を促進するラタノプロストなどの薬です。

チモロールの場合は、目から吸収されて呼吸困難、心不全を起こすことがありますので注意が必要です。また、ラタノプロストは、虹彩への色素沈着や角膜障害を起こすことがあります。

一方、主に加齢に伴い発症するのが白内障（老人性白内障）です。物に霧がかかったように見えたり、一つの物体がいくつにも見えたりします。これは、レンズにあるタンパク質（クリスタリンと呼びます）が変性して濁るために起こります。

白内障の治療にはレンズの外側を残し、人工レンズを入れる手術が一般的に行われます。また、予防にはレンズの濁りを遅らせるため、点眼薬のピレノキシンなどが用いられますが、効果は定かでありません。

なお、点眼のとき容器の先がまぶたやまつげに触れると、薬液が汚染されるので気をつけましょう。

日差しの強い日の外出時は傘や帽子などで目を紫外線から保護し、また長時間のコンピューター業務を避け適宜休憩を取るなど、目をいたわりましょう。また、眼科で視力、眼圧、眼底の検査など定期検診を受けて疾患の早期発見に努めることが大切です。

桔梗

秋の七草

秋本番。萩《はぎ》、尾花《おばな》（ススキのこと）、葛《くず》、撫子《なでしこ》、女郎花《おみなえし》、藤袴《ふじばかま》、桔梗《ききょう》——秋の七草は秋を代表する野草です。いずれも薬効があります。

萩はめまいやのぼせ、尾花は解熱薬、葛は二日酔い、撫子は利尿薬、女郎花は解毒薬、藤袴は皮膚病に使われています。桔梗は咳止めに使われています。

桔梗は夏から秋にかけて紫色の花を咲かせます。秋に大きくなった根を水洗いして、細かい根を取り去り乾燥させた生薬が「桔梗」です。桔梗は、局所を刺激して咳を止めたり、痰を切る作用があるサポニンや、免疫を増強するイヌリンを含んでいます。

漢方では「桔梗湯」、「排膿散《はいのうさん》」、「十味排毒湯」などに使われています。

一方、トローチ剤にも配合され、喉の痛みにも効きますし、扁桃炎の治療効果もあります。また、抗生物質や解熱消炎鎮痛剤と度々併用されます。ただし、抗生物質などと併用すると消化器症状が出ますので注意が必要です。桔梗を単独で多量に用いても胃腸障害を起こしやすくなります。

食用としては、若い茎の柔らかい先を素早くゆでて、水にさらして白あえ、ゴマあえ、卵とじなどにしておいしくいただけます。ただし、桔梗の野生種を採取することは禁止されており、食材や薬として用いるには栽培種に限るとされています。現在、自生する桔梗は激減しており、環境庁の絶滅危惧種に指定されているからです。

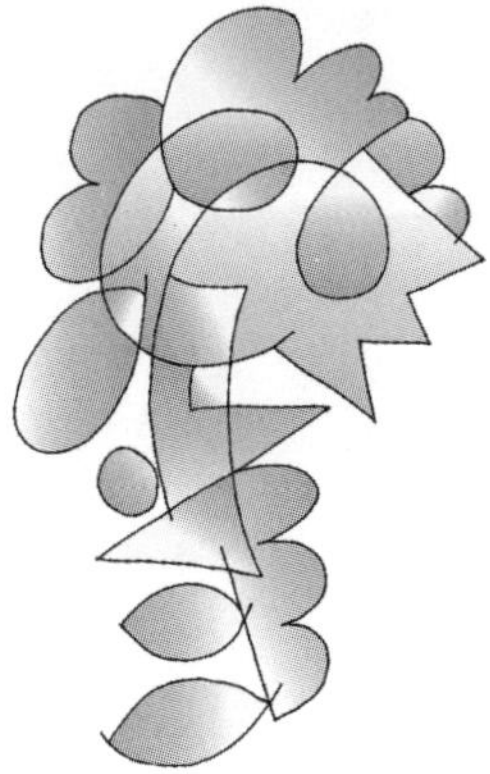

糖尿病

合併症が恐い

11月9日から15日は糖尿病週間です。糖尿病は、肥満やメタボリックシンドロームと密接に関連する生活習慣病です。わが国の糖尿病患者は、厚生労働省の平成23年患者調査によると270万人です。一方、推計では、糖尿病の可能性を否定できない人が2000万人以上いるとされています（平成23年国民健康・栄養調査）。

糖尿病は大きく分けて1型と2型があります。わが国の糖尿病患者の95％は2型といわれています。

食事をして血中の糖が上がると、直後に膵臓のランゲルハンス島にあるβ細胞（ベータ細胞）からインスリンが出て血液中の糖を低下させます。しかし、子供に多くみられる1型糖尿病では、ウイルス感染などにより起こる膵炎でβ細胞が破壊されているためインスリンが十分分泌されません。インスリンの量が絶対的に足りなくなって起きるのが1型糖尿病です。

一方、2型糖尿病ではインスリンは分泌されるのですが、インスリンの働きが悪く、細胞に糖をうまく取り込めない状態になって起こります。2型はインスリン抵抗型といわれます。高血圧、肥満、運動不足、ストレスなどが大きな原因ですが、体質も関わります。糖尿病になると、喉が渇き、尿が多く出て、過食になります。けん怠感や疲労感も出ます。糖尿病が怖いのは、完全治癒が難しいことに加え、急性及び慢性の各種の合併症を起こすからです。

脱水、血圧低下、頻脈、呼吸促進、意識障害・昏睡などが急激に生じます。また、慢性の三大合併症として神経障害（37％）、網膜症（23％）、腎症（14％）があります。

糖尿病かどうかは、血液中の糖濃度を測定して判断します。空腹時は126㎎／dL以上、糖負荷試験（75ｇのブドウ糖を飲んで2時間後の血糖を測る試験）で200㎎／dL以上となると糖尿病と判定します。近年、糖と結合したヘモグロビン（糖化ヘモグロビン）の割合も測定されており、この値が6％以上を示すと注意が必要です。

1型と2型では治療方法が異なります。1型ではインスリンの静脈注射が必要です。2型は、カロリー制限した食事を摂り、日常の軽い運動を行い治療します。しかし、回復しない場合は薬物療法に入ります。肝臓の糖産生抑制薬のメトホルミン、糖の脂肪細胞への取り込み促進薬のピオグリタゾン、糖の小腸吸収抑制薬のアカルボースなどを服用します。

また、インスリン不足の場合は、インスリン製剤も用いられます。

毎日、バランスの取れた食事、適度の運動に心がけて糖尿病を予防しましょう。

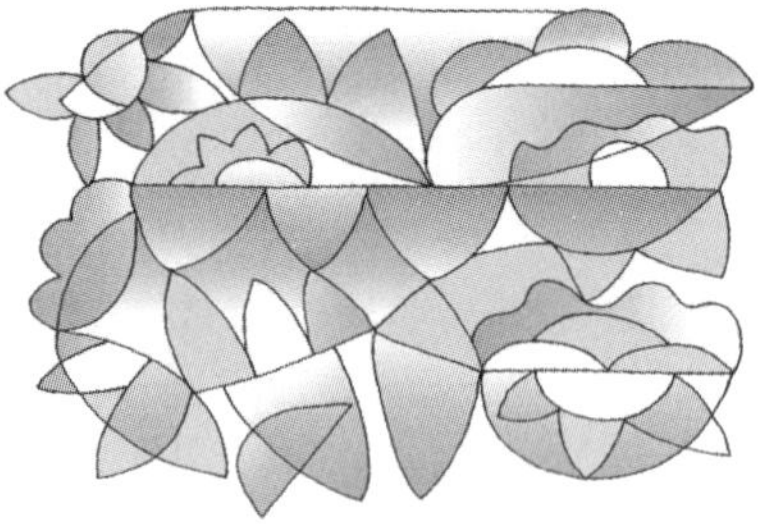

エイズ

免疫低下で重い感染症

12月1日は世界エイズデーです。エイズは後天性免疫不全症候群（ＡＩＤＳ）のことで、ヒト免疫不全ウイルス（ＨＩＶ）感染に伴う全身性の免疫不全症です。発症率、死亡率が高く、また予防・治療が難しい難病の1つです。

患者数は全世界で数千万人、その90％は発展途上国の人々であるといわれます。ウイルス保持者からの性感染、保持者との注射器の共有や輸血などが感染の原因となります。

私たちは、周囲の環境に生息する無数の病原性微生物の侵入・攻撃から守られています。免疫という防御システムが備わっているからです。免疫を担う大切な細胞がＴ細胞（ヘルパーＴ細胞）というリンパ球やマクロファージという貪食《どんしょく》細胞です。

ＨＩＶはリボ核酸（ＲＮＡ）という遺伝子を持つウイルス（「レトロウイルス」と呼びます）で、Ｔ細胞やマクロファージの膜の表面に結合して中に入り、増殖することでこれらの細胞を破壊してしまうのです。

その結果、免疫不全となります。こうなると各種の微生物、例えば真菌、細菌、ウイルスなどに感染（「日和見感染」といいます）します。感染するとカンジダ症、敗血症、リンパ腫、脳症など多くの病気を起こします。このような症状は感染後の潜伏期が長いため、数年から・数年後に出てきます。

ＨＩＶ感染の検査では、血液中のウイルスのＲＮＡ量やＨＩＶに対する抗体量、このほかＴ細胞の数を調べます。

治療にはウイルスの遺伝子やタンパク質の産生を抑制して増殖を抑制するジドブジン、エファビレンツ、リトナビルなどの抗ウイルス薬が飲み薬として使用されます。ただし、これらの薬はウイルスの増殖を抑制するもので、ウイルスを体内から排除するわけでありません。薬剤耐性を防ぐ目的もあり、複数の薬を生涯にわたって使用することになります。

何より大切なことはエイズウイルスに感染しないよう注意することです。

結核

根治するまで服薬

9月24～30日は結核予防週間です。現在わが国では毎年約2万3０００人が結核を発病し、半数は70歳以上の方です（平成22年調査）。結核は「過去の病」ではありません。

かつて結核は「国民病」などといわれましたが、第2次大戦後、衛生環境の向上、集団検診の推進、化学療法の進歩などによって激減しました。

しかし近年、高齢者、糖尿病患者、副腎ステロイド薬・免疫抑制薬投与に伴う免疫能低下者の合併症として増加しています。空気感染しますので、肺結核が目立ちますが発病は全身の器官に及びます。

咳や痰が出る、夕方微熱が出る、寝汗が出る、食欲がない、体重が減るなどの症状が2～3週間にわたって続く場合、風邪と思って放置しないで、早めに呼吸器科の病院に行き、痰の検査、ツベルクリン反応検査、胸部エックス線検査を受けましょう。

結核には一時、ストレプトマイシンが特効薬として用いられましたが、現在は耐性を避けるため、この薬剤単独での治療は行われていません。イソニアジド、リファンピシン、ピラジナミド、エタンブトール（またはストレプトマイシン）の四つの薬剤の併用療法を行います。

最も大切なことは6～9カ月間という長期間、毎日きちんと服薬すること。この場合には再発率は5％と低く、ほとんど根治します。

中断すると薬剤耐性が生じ、服用を再開しても耐性を獲得した結核菌にはもはや効きません。耐性菌の出現を避けるためにも、服薬の中断は避けることが必要です。

副作用としては、ストレプトマイシンでは難聴、エタンブトールでは視力低下、リファンピシンでは肝障害やアレルギーなどが出ることがあります。

ドーピング

スポーツ選手は薬使用に注意

10月第2月曜日は体育の日です。今回はスポーツと薬にちなんだ話題として「ドーピング」を取り上げます。

オリンピックに出場して入賞した選手がドーピングで失格となり、メダルを取り消されたことを記憶されている方もおありでしょう。ドーピングは、選手が成績アップのため、禁止薬物を使用することです。ドーピング検査は、競技会のときだけでなく、合宿中などに抜き打ち的に行われ、禁止薬物が検出されると、競技成績の失効および出場資格の停止といった処分を受けます。

ドーピングが禁止される物質は、世界ドーピング防止機構（WADA）が毎年10月に公表し、翌年1月から適用しています。

禁止される物質（薬）は三つに分類されています。

第一は常に禁止されるものです。長期的な使用で効果が出るタンパク質同化ステロイド、ホルモン関連薬、利尿薬などが該当します。

第二は競技会のときに使用が禁止されるものです。興奮薬、麻薬などありますが、競技会の何日前に使用をやめるかは薬などによって異なります。

第三は特定競技において禁止されるものです。例えばアーチェリーや自転車でのアルコールです。アルコールは不安感を取り除く効果を期待して使用される場合があるからです。

ただし、禁止薬物でも、治療目的に使用している場合には競技会の30日前までに、医療情報を添えて申請書を提出すればパスすることもあります。「その薬を治療上使わざるを得ない」、「ほかに治療法がない」、「使用しても競技力を向上させない」と判断されれば承認されます。

選手の皆さんは、思いがけなく出場停止などの不幸な事態を招かないため、事前に使用薬物について調査・対処した上で出場して全力で競技に臨み好成績を収めるようにしたいものです。

薬と健康の週間

お薬手帳の活用を

10月17日から23日は「薬と健康の週間」です。医薬品の役割について正しい認識を多くの人たちに浸透させ、保健衛生の維持向上に寄与することを目的に、厚生労働省、都道府県、日本薬剤師会・都道府県薬剤師会が主催するものです。

現在、世界には1万数千種以上の薬（医療用医薬品）があるといわれています。これらの薬の用法、用量を守って治療効果を出し、副作用を起こさないようにしなければなりません。

薬を服用している人は、飲む時間を守り、自分の判断で中止しないこと、処方された薬を他人に渡さないなどを守ってもらいたいものです。服用中に起こった体調の変化をメモし、医師、薬剤師に報告する習慣を身につけるのもよいでしょう。役立つのは薬局でもらう「お薬手帳」です。手帳には、調剤された薬の記録などを記載しますから、薬の重複や飲み合わせの防止、同じ薬による副作用の回避などに役立てることができます。

薬の効果は、①飲んだ後の消化管での吸収の程度②作用する部位での働き③肝臓などでの分解活性④腎臓からの排せつの程度——によって変わってきます。また、複数の薬を飲むと、相互に①〜④のいずれかに影響し合うので、それぞれの薬の効果が強められたり、弱められたりするわけです。

1990年代の初め、ソリブジンという帯状疱疹《ほうしん》の治療に使う抗ウイルス薬とフルオロウラシル（FU）という抗がん薬を飲み合わせたところ、患者が死亡するという悲惨な事件がわが国で起こりました。これはFUの分解を抑制するソリブジンをいっしょに服用したために、薬物の相互作用でFUの毒性が強まったことによります。

医療の現場では1人の患者に1種の薬だけが処方されることはまれです。また、複数の病気を併発し、それぞれの治療のために異なる医療機関にかかり、異なる医師から出される処方せんに基づいて複数の薬を服用することもあります。

複数の薬を飲むことになったら、それらの薬剤同士が相互作用を起こさないかどうかをチェックしなければなりません。それには処方・調剤された薬が記録されている「お薬手帳」を活用して、入手した複数の薬の併用に問題ないか薬剤師にチェックしてもらうと安心です。

薬と飲食物

飲食物によって変わる効果

飲食物と薬との組み合わせによっては、薬の効き方に影響が出ることがありますから注意が必要です。影響は①薬の作用が直接影響される（効果が強まる又は弱まる等）②薬の分解が阻害される③小腸での薬の吸収が阻害される——という形で現れます。

①の例としては、日常的に飲むお茶やコーヒーに含まれるカフェインと薬があげられます。カフェインには中枢神経や心臓を刺激する作用があります。このため、喘息治療薬のテオフィリンを飲み合わせると、薬剤の副作用（頭痛、不眠、動悸など）を強くします。一方、別の薬剤では効き目が弱まったりします。このため薬を服用する30分間前後は、お茶やコーヒーを控えましょう。

薬を飲んだ場合、小腸の酵素で薬が分解され、残った成分が効力を発揮します。この仕組みを阻害する飲食物を薬とともに摂取していると、薬が分解されず、薬を多量に服用したことと同じ状態になり、強い副作用が現れたりします。これが②です。代表的な例としては、免疫抑制剤のシクロスポリンをグレープフルーツジュースと飲み合わせると、ジュースに含まれるペルガモチンによって小腸での分解が阻害されるため、薬効が強められ副作用が出やすくなるというものがあります。

牛乳は、豊富なカルシウムを含んでいます。骨粗しょう症の治療には欠かせない食材といえます。牛乳と一緒に骨粗しょう症治療薬のビスホスフェートを服用すると、牛乳の中のカルシウムが薬と直接結合し、薬の消化管からの吸収が減少してしまい、薬効が出にくくなってしまいます。これが③の例です。

以上のほかにもいろいろあります。また思いがけない飲み合わせで薬効が変わることがありますので注意しましょう。

枝豆

ベスト栄養食品

旧暦の8月15日（平成25年は9月19日）は、秋の収穫物やお神酒、お月見だんごを満月に供えて楽しむ「十五夜」です。歌を詠み、絵筆を走らせるなど、自然の美しい「花鳥風月」を愛でる風雅な行事の一つです。

春には白い花を咲かせ、夏には黄緑色のさやに包まれた実をつける枝豆は、お月見に供えられる旬の野菜です。体をつくるもととなる栄養成分のタンパク質が豊富で、「畑の肉」と呼ばれる大豆の未熟果で、完熟する前に収穫されたものです。

枝豆には各種ビタミン、ミネラル、脂質もバランスよく含まれており、さまざまな薬効がある「完全栄養食品」と言われます。例えば苦味成分のダイズサポニンは、強い抗酸化力で脂質の酸化を防ぐとともに、高脂血症、動脈硬化も予防します。また、ダイズイソフラボンは、女性ホルモンに似た働きで更年期のつらい症状を緩和します。有効成分は多岐にわたり、脳細胞の老化を抑え記憶力を高めるレシチン、ビフィズス菌を増やし腸を健康にするダイズオリゴ糖なども含みます。

このほか、必須アミノ酸のメチオニンという成分がアルコールの分解を促し、肝臓、腎臓への負担を軽くして二日酔いの予防をします。さらに肝機能を強めて疲労回復、動脈硬化予防、夏バテ防止にも効果があります。

調理の手間もかけずに塩ゆでするだけで、味わい深い一品となり、さまざまな健康効果を発揮する枝豆。奈良の昔から枝につけたままゆでていたので「枝豆」と呼ばれ、江戸時代にはトコロテンやシジミなどと同様、町中で売られていたということです。

コメ

薬食同源の代表

秋風に波うつ黄金色の稲穂。豊かに稲が実る情景は感動的で、五穀豊穣を表す平和の象徴でもあります。春、水田に植えられた黄緑色の苗が水面に映り、その間をぬってミズスマシやゲンゴロウが泳ぎ、トンボの幼虫ヤゴが生まれる。夏、青々と育った稲を清涼とした風がわたり、やがて実りの秋、一面黄金に染まった田園風景が広がると米の収穫の時を迎えます。

世界で最も多くの人口を養っている重要な食料資源である米には、体や脳のエネルギー源となる炭水化物、筋肉や内臓、血液など体の基礎をつくるタンパク質、味覚異常を改善する亜鉛、疲労回復や脚気を予防するビタミンＢ１（ぬか、胚芽に含まれる）などの栄養成分があります。

このほか、ガンマアミノ酪酸（ギャバ）、ガンマオリザノール、イノシトールなどを含みます。

特に血圧上昇抑制、精神安定作用をもつギャバは、脳梗塞や認知症改善に高い効果が期待され、脂質の酸化を抑えるガンマオリザノールは更年期障害や自律神経失調症緩和に有効といわれます。

粘り気が強く餅に適している「もち米」と粘り気が少なく日常食とする「うるち米」があり、共に体を温め、胃腸を丈夫にする滋養強壮効果のある食材で、薬膳料理にも使われています。うるち米は「粳米《こうべい》」と呼ばれる生薬でもあり、胃腸虚弱や体質改善、冷えによる腹痛緩和に効く「大建中湯《だいけんちゅうとう》」や、糖尿病とぜんそく治療薬の「白虎湯《びゃっことう》」などに、滋養のある成分として配合処方されています。

健康と活力を養う毎日の食物が同時に、病気を治療する薬にもなることを「薬食同源」といいます。どちらも免疫力を高め、病気から体を守り、健康増進、老化防止など健康を保つ大切なもので、心身を健やかにしてくれます。

ショウガ

体を温めがん予防も

吹く風が心地よく、体を動かしたくなる季節となりました。

運動で体を動かすと心肺機能が高まり、皮膚の血行もよくなるので、過ごしやすい秋に呼吸器や皮膚を丈夫にして風邪が流行する寒い冬に備えることはよいことです。冷え性を改善して温まりやすい体質をつくるにもよい時季です。

「三大薬味」に挙げられるニンニク、ネギ、ショウガは、体を温め、活力をもたらす香味野菜です。「体が冷える」、「元気がでない」と感じられる時に役立つ食材でもあります。

なかでもショウガは体を温める作用が高く、食欲を増進し、冷えによる下痢、腹痛、足腰の痛みを改善する民間薬として利用されています。昔なつかしい「ショウガ湯」は、風邪予防や咳止め効果があります。

ショウガは、9月から11月に掘り上げて水洗いした生の根茎を生薬名で「生姜《しょうきょう》」といい、蒸して乾燥したものを「乾姜《かんきょう》」といいます。用途によって使い分けます。

「生姜」には吐き気を止め、痰を切る一方、胃腸の機能を高める作用もあります。このため胃腸炎、風邪、気管支炎、肺炎の治療に用いられる「小柴胡湯《しょうさいことう》」、妊娠時のつわり緩和などに用いられる「小半夏加茯苓湯《しょうはんげかぶくりょうとう》」に配合されます。

「乾姜」は、胃や脾臓を温め、冷え性改善効果があり、下痢止め、胃炎の治療薬「人参湯《にんじんとう》」などに配合されます。

ショウガはインドなど熱帯アジア原産です。現在は、熱帯だけでなく、温帯でも薬用、香辛料として栽培されています。その辛み成分ジンゲロールや香り成分ショウガオールには、がん予防効果もあるといわれます。

米国立がん研究所が、がん予防に効果のある食物を調査して効果が高いと報告されたものを3段階に分けた「デザイナー・フーズ・ピラミッド」という図表があり、ショウガは大豆、ニンジン、キャベツなどと並んで最も効果的だとされる第1食品群に選ばれています。

体をポカポカと温め、新陳代謝を活発にするショウガは、健康効果の高い、ビリッと辛味の効いた食材です。

サンマ

DHA、EPA、VB12

夏の間、冷たいオホーツク海を回遊していたサンマは、日本列島に寒流が張り出してくる秋になると南下を始めます。そして10月、11月ごろに三陸沖に達し、このころが一番うま味と脂肪分が多くなります。

背部が青く腹部が銀白色に光る細長い姿が、刀を連想させ、また、秋に大量漁獲されることから、漢字で「秋刀魚」と書かれます。「青魚」の仲間です。

サンマはビタミンB12やビタミンDを豊富に含みます。B12は「赤いビタミン」とも呼ばれ、造血にかかわります。Dはカルシウムの吸収を促進し、骨を丈夫にするので、骨粗しょう症の予防に効果的です。このほか、良質のタンパク質、カルシウム、マグネシウムなど各種栄養成分を多く含んでいます。

サンマの魚油には、多価不飽和脂肪酸のEPA（エイコサペンタエン酸）やDHA（ドコサヘキサエン酸）が多く含まれます。このEPAやDHAは、血液中の中性脂肪を減少させる働きがあり、糖尿病や高脂血症などの生活習慣病の予防によいとされています。EPAは血液の流れをよくし、コレステロールを低下させ、がん細胞の増殖を抑えます。また、血栓ができるのを防ぎ、動脈硬化や高血圧予防をします。DHAは脳の神経細胞の働きを維持し、活性化して記憶力や学習能力を向上させる効果が認められています。このほか、抗炎症作用があり、網膜機能の維持作用もあります。さらに、喘息の予防効果もあります。

秋の味覚、サンマの塩焼きに添えられる大根おろしと緑色のスダチや黄色のレモン。大根の辛みとさわやかな柑橘類の酸味が、サンマ自体の味や健康効果を一層引き立てます。大根にはジアスターゼ、アミラーゼ、ペルオキシダーゼなどの酵素があり、胃腸の働きを助け消化を促進するはか、魚の焼け焦げで心配される有害物質を分解します。魚の焼け焦げとがん発生は、直接には関係がないという意見が多いのですが、やはり大根おろしの解毒作用は、うれしい効果です。

夕焼けで家路があかく染まる頃、サンマを焼くにおいが、どこからともなく漂ってくるような、日本の食文化が守られることを願います。

春菊

数種の芳香成分

現在の暦では毎年11月7日頃が二十四節気の「立冬」に当たります。暦の上では冬を迎えるわけです。寒菊が咲き、各地で「菊花展」が開かれています。ふっくらと優雅な白や黄色の大輪の花、繊細な表情をみせる花びら。美しい姿が2本、3本と寄せられた鉢、深山幽谷の一景を切り取ったような「懸崖《けんがい》」、絢爛《けんらん》豪華な「菊人形」など丹精こめられた仕立ては見事です。

この時期に、キク科の葉菜である春菊は葉肉が厚くなり、クロロフィル（葉緑素）をたっぷり含んで色濃くなります。クロロフィルは血液をきれいにして貧血を防ぎ、脂肪の分解を促してコレステロールを下げます。また、胃腸内の有害物質を除去する効果や解毒作用もあります。

春菊特有の香りは抗菌、抗炎症作用のあるペリルアルデヒドのほか、精神を鎮めて気分をリフレッシュする「森林浴の香り」といわれるアルファ・ピネンをはじめ、数種の芳香成分によるものです。このような成分には、自律神経に働きかけて胃腸の機能を整えたり、抗炎症作用がせきを鎮めるなど初期のインフルエンザや風邪の症状を改善したりする作用もあります。

食品には三つの機能があると考えることができます。栄養を供給する「一次機能」、味覚、嗅覚、視覚などの感覚を刺激する「二次機能」、心身の調節や疾病の予防・改善をする「三次機能」です。

農林水産省は、このうち三次機能がある食品を「食品新素材」として健康増進のため、普及を図り、積極的に摂取することを推奨しています。「食品新素材」の有効成分として認められているものには、各種ビタミン類、カルシウム、鉄、マグネシウムなどのミネラル、ポリフェノール類（アントシアニン、イソフラボン、カテキンなど）、カロテン、多価不飽和脂肪酸類（ＥＰＡ、ＤＨＡなど）、オリゴ糖類、乳酸菌、など多数あります。

心身を健やかに守る食品の働きを上手に取り入れることは、健全な食生活と健康に結び付きます。

柿

医者いらずは本物

枝高くになる柿の実が、つややかに熟し、澄み切った青空に美しく照り映えます。柔らかな日だまりに下がるだいだい色の玉すだれには、はるかな思い出を残す写真のような優しさがあります。

6月頃、柿はクリーム色の小さな釣り鐘型の花を咲かせ、実は秋から冬にかけて熟します。甘いものと渋いものがあり、渋味が強いものは、皮をむいて日干しにすると2カ月ほどで渋味がぬけて甘くなります。

生の柿は体を冷やし、喉を潤して風邪による熱を下げます。これに対し、干した柿は生薬「柿餅《しへい》」と呼ばれ、体を温め、滋養強壮や血流促進作用にがあり、風邪の予防効果が期待されます。

生の柿の果肉には赤や黄色の色素成分であるリコピン、クリプトキサンチン、ベータカロテンのほか、渋味成分のタンニンなどの抗酸化物質も含まれます。そしてビタミンCは

1個で1日の目標摂取量（約100mg）をほぼ満たすといわれるほど豊富です。ビタミンCは、活性酸素を除去して免疫力を高め、細胞の老化を抑えます。

そのほか、アルコールの分解を促す、脱水素酵素のアルコールデヒドロゲナーゼを含みます。この酵素は利尿効果の高いカリウムとの相乗作用によって、肝臓でエチルアルコールを分解、解毒して体外に排出し、二日酔いを解消する効果があります。このため、飲酒の前に柿を食べると悪酔いしないといわれますが、飲み過ぎないことが一番です。

悪酔いしながらも過度の飲酒を続けることで、アルコール性肝疾患、脂肪肝、肝硬変などを誘発することがあります。量だけではなく、肝臓を休ませることも大切です。

柿は「医者いらず」ともよばれる果物で、糖尿病など生活習慣病の改善にも効果を発揮します。実だけではなく、葉にもビタミンCや動脈硬化を予防するポリフェノールが豊富です。休肝日に、カキの葉茶を楽しむのも良いでしょう。

冬

フグ

猛毒のテトロドトキシン

絵皿に並べられたフグの刺し身や温かい湯気の立つフグチリ（鍋）のおいしい季節となりました。しかし、その肝臓や卵巣、腸、皮膚、精巣などには呼吸を麻痺させる猛毒のテトロドトキシンが含まれています。

テトロドトキシンの毒性は、青酸カリウムの約1000倍といわれています。フグを食べ、テトロドトキシンに当たった場合、20分～3時間すると唇や舌にしびれが出て、頭痛、腹痛、嘔吐が起こります。運動神経、知覚神経や骨格筋（呼吸を助ける横隔膜や肋間筋《ろっかんきん》）の麻痺も生じ、呼吸ができなくなり、最悪の場合、窒息死することもあります。毎年、全国で20～40件の食中毒患者が出て、死者も0～3件程度出ています。

テトロドトキシンは、運動神経の細胞膜にあるナトリウムイオン（Ｎａイオン）が通る小さな穴（Ｎａチャンネル）を塞いでしまいます。Ｎａイオンが細胞内に流入しないと、運動神経が興奮できなくなります。このため横隔膜や肋間筋が収縮ができず、呼吸困難を引き起こします。

テトロドトキシンの解毒剤（ワクチン等）はまだ開発されておらず、毒素を中和できません。そこで嘔吐や利尿により、速やかに毒素を体内から除去する方法が唯一の救急対処法となっています。

食品衛生法は、食用にできるフグ22種類について、食用にできる各部位を定めていますが、まだフグの調理や処理についての知識、技術について全国統一の基準がなく、国による免許制度の必要性が指摘されています。

年越しそば

ゆで汁にも栄養

大晦日《おおみそか》に除夜の鐘を聞きながら食べるそばはひと味違うものがあります。

そばにはアミノ酸（リジン、トリプトファン、メチオニン）、ビタミン類（ビタミンＢ１、ビタミンＢ２、ナイアシン、パントテン酸など）、ルチンなどの栄養分がバランスよく含まれています。

ルチンは抗酸化作用を持つ物質です。抗酸化作用とは、老化や生活習慣病（動脈硬化、高血圧など）の原因である過酸化物質の生成を抑える作用です。血管を拡張したり、血管壁を強くしたりする作用もあります。ただ、ルチンやビタミンＢ１、Ｂ２は、そばをゆでる湯の中に出てしまうので、そば湯は捨てないで、飲むのがよいでしょう。

そばのつなぎに卵や山芋を使いますが、これらに含まれるビタミンＡやアミラーゼは栄養があり消化にもよいものです。

薬味にも、ねぎに含まれる硫黄含有物質（硫化アリル）はビタミンＢ１吸収促進、わさびに含まれるアリルからし油（イソチオシアネート）は抗かび、消化促進、唐辛子に含まれる辛味成分（カプサイシン）は血液循環改善などの作用があります。

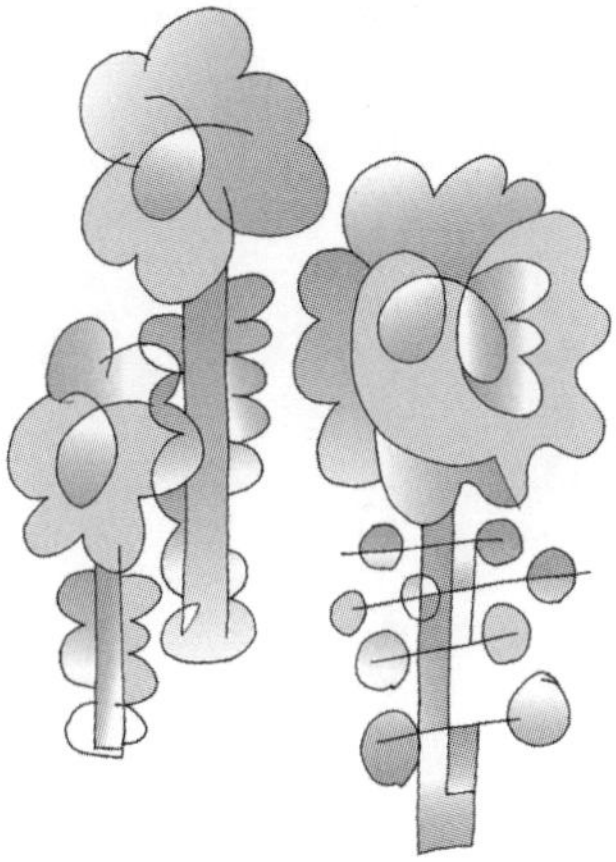

ミカン

果皮は生薬の陳皮

ミカンが食卓をにぎわす季節です。ミカンは鹿児島原産です。明治時代に一般に広まり、わが国の主要な果物です。

ミカンは糖、クエン酸、ビタミンCのほか、βクリプトキサンテンを豊富に含んでいます。βクリプトキサンテンは黄色のカロチノイドで、ビタミンAの作用を持っています。

最近の研究によると、ミカンを食べる人の血液中のβクリプトキサンテン濃度はミカンの摂取量に比例することか分かってきました。さらに興味深いことに、血液中のβクリプトキサンテンの濃度が高いと、糖尿病、動脈硬化、肝機能障害、骨粗しょう症を予防することが報告されています。

ミカンの果皮を乾燥して作った生薬を陳皮《ちんぴ》といいます。陳皮は苦味を持ち、芳香も有することから、食欲を増すのになじみ深い七味唐辛子に入っています。また漢方薬として、咳止め、痰切り、吐き気止め、健胃、そして風邪による発熱に薬効があります。

陳皮には抗酸化作用のあるヘスペリジンやノビレチンというフラボノイドが含まれ、これが薬効に関わると考えられています。最近では、認知症に有効との結果も得られています。

ミカンは、実がおいしいばかりでなく、皮も有用な薬効を持っています。

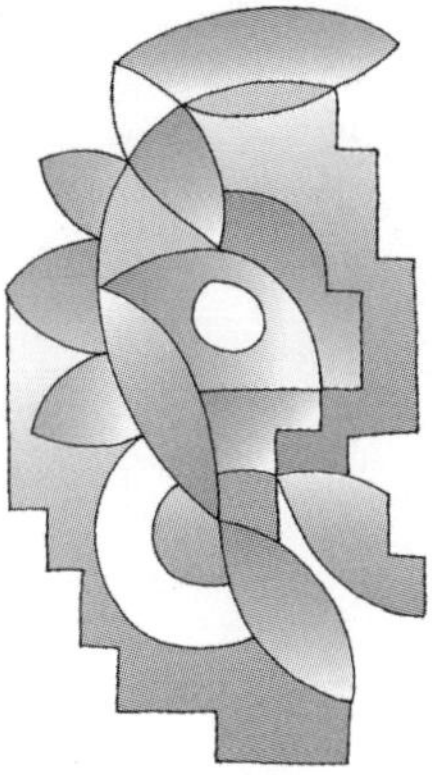

インフルエンザ

感染しないことが第一

寒さ厳しい毎日、インフルエンザウイルスによる流行性感冒が危惧されるこのごろです。人が感染するインフルエンザウイルスにはA型、B型、C型があることがが知られています。インフルエンザウイルスに感染すると、38度以上の高熱が出て、頭痛、全身倦怠、関節痛、筋肉痛などを起こします。通常は1週間以内に回復しますが、症状が悪化することもあり、肺炎や気管支炎を併発すると危険な状況になります。

インフルエンザの感染予防用として開発されているワクチンは、肺炎などの合併症のほか、死亡の危険性を軽減する効果が認められています。しかし、残念ながら発症を完全に予防することはできません。

また、細胞内で増殖したウイルスの細胞からの遊離を抑えるという作用を持つタミフル（一般名オセルタミビル）やリレンザ（一般名ザナミビル）はインフルエンザ予防にも使われていますが、患者が多くなると治療優先で使われます。なお、未成年者には使用を差し控えることがよいでしょう。

鶏が感染して甚大な被害をもたらした鳥インフルエンザウイルス（例えばＨ５Ｎ１型）ですが、人の細胞はこのウイルスと結合する部位（受容部位）を持たないので人には感染しないといわれていましたが、突然変異を起こし、人への感染能力を獲得する例がありま す（新型インフルエンザウイルス）。この場合、人には新型に対する免疫がないため、次々と人から人へと感染が拡大し、世界的に大流行（「パンデミック」）する危険性があります。

薬剤での予防も重要ですが、大切なのは感染しないようにすることです。人混みに行かず、行くときはマスクをつけ、また外から帰ったときはうがいと手洗いを励行しましょう。

梅

体調を良い塩梅に

入学試験の時期、受験生にも親にも心労の多いときです。受験生には体調管理に努め、ベストコンディションで受験に臨んでいただきたいと願っています。

「東風《こち》吹かば　にほひおこせよ　梅の花」と詠んだ学問の神様、菅原道真を祭った太宰府天満宮にはこの時期、御利益にあずかろうと受験生が多数参拝します。太宰府のほか北野天満宮、そしてあちらこちらの梅のつぼみもほころび始めました。梅はかれんな花を咲かせ、やがて立派に実を結ぶはずです。

梅の実は梅干しとして私たちの食卓を飾るなど、日本人の生活に密着したなじみ深い食材です。そのユニークな酸っぱい味はクエン酸やコハク酸によります。梅干しは、食欲を増すだけでなく、下痢、頭痛、咳にも効くとして用いられてきました。

青梅を煙でいぶって作る「烏梅《うばい》」という生薬は、解熱、鎮静、駆虫作用があるといわれています。

興味深いのは、天候や体調を表す言葉に「塩梅《あんばい》」と、梅が使われていることです。これは適量の塩と梅酢を使用して料理を作ることに由来するということです。梅が私たちの生活に密着していることを示す言葉といえるでしょう。

受験生の皆さん、梅干しを食べて健康をよい塩梅に保ち、栄冠獲得に向けて健闘されることを祈ります。

桃仁

瘀血を取り除く

3月3日は桃の節句、ひな祭りです。「あかりをつけましょ　ぼんぼりに　お花をあげましょ　桃の花」と歌って、飾ったおひな様に白酒と桃の花を供えて、女の子の幸せとすこやかな成長を祈るわが国の伝統行事です。

「桃李《とうり》物言わざれども下《した》自《おのずか》ら蹊《みち》を成す」（桃李（ももとすもも）は何も言わないが、美しい花や実があるから人が集まり、下には自然に道ができる―広辞苑）の故事にあるように、中国で観賞用としても愛された桃の花。古くわが国に伝来し、おいしい果物としても珍重されました。

桃の種の仁《じん》（種子から種皮を取り去ったもの、胚）を乾燥させて作った生薬が瘀血《おけつ》を取り除く「桃仁《とうにん》」です。仁は、桃仁は、脂肪、タンパク質、配糖体などを含み、消炎、鎮痛、浄血（血をきれいにする）作用などがあります。漢方薬の「桂枝茯苓丸《けいしぶくりょうがん》」や「桃核承気《とうかくじょうき》湯《とう》」に配合されています。

瘀血は、漢方における考えで、血液が滞った状態、すなわち血液の循環障害を意味します。瘀血によってさまざまな病気が生じます。とくに女性に見られる、頭痛、のぼせ、肩こり、手足の冷え、腰痛、生理痛には瘀血が関与するといわれます。

女の子の幸福と健康を祈るひな祭りに桃の花が飾られるのには、女性の健康と美容に有用な桃仁と深い関係がありそうです。

桃仁と同じく仁を生薬としたものに「杏仁《きょうにん》」があります。杏《あんず》の仁が原料です。咳をしずめたり、痰をを切ったりする作用が知られています。

目

目を癒す漢方薬

パソコンやワープロが普及し、一層目に負担をかけ、疲れ目が多く見られます。疲れ目は「眼精疲労」とも呼ばれ、目がかすむ、涙が出る、充血する、目がかゆい、目の奥が痛むなどの症状が出ます。

こんなとき使用する目薬には、目の血流をよくして代謝を促すビタミン剤や目の調節機能をよくする薬剤が含まれています。しかし、市販の目薬にはベンザルコニウムが防腐剤として入っており、角膜を傷つけたりします。眼科医の診断、薬剤師の点眼指導を受けることが大切です。

心身の働きを整え目を癒やす漢方薬も有効です。例えば、細い体で冷え性の女性には「当帰芍薬散《とうきしゃくやくさん》」、のぼせや動悸《どうき》の人には「苓桂朮甘湯《りょうけいじゅつかんとう》」、赤ら顔でイライラする人には「黄連解毒湯《おうれんげどくとう》」が用いられます。

世界中でもっとも高齢化が進むわが国では、老人性白内障で悩む人が多くなっています。

白内障では、目のレンズ（水晶体）が白く濁ってきて視力が低下します。これは水晶体のタンパク質が酸化され変性するためと考えられています。そこで治療には、酸化を抑制するグルタチオンなどが使われています。漢方薬では「八味地黄丸《はちみじおうがん》」がよく使用されます。

八味地黄丸は、「異病同治《いびょうどうち》」といって高齢者の持つさまざまな病気を同時に治します。

大麻

心身をむしばむ

大麻を「所持していた」、「譲渡した」、「吸った」、「栽培した」などが見つかり、大麻取締法違反で高校生や大学生の若い男女が逮捕されたり、罰せられたりしたというニュースが近ごろ目立ちます。

大麻草の葉などを乾燥したものを大麻（マリファナ）といいます。喫煙すると、成分のテトラヒドロカンナビノールが脳の特定部位（受容体）に作用し、時間、空間などの認知障害、判断障害、思考障害とともに、幻覚、感覚異常などを引き起こします。

また、高揚感や多幸感、使用を強迫させるような気持ちを起こすので、習慣的な使用につながっていきます。そして慢性大麻中毒、薬物依存症の状態になり、使用をやめると、強い不安感、不快感、恐怖感を伴う禁断症状が生じます。これを逃れようとしてまた吸ってしまい、次第に吸う量を多くしないと効果が出ない「薬物耐性」になり、ついには平穏な日常生活を破綻させ、精神をむしばんで人格荒廃へと追いやられます。

大麻は強い依存症や耐性を起こすことから、法的に使用が厳重に取り締まられています。麻薬（アヘン、化学成分はモルヒネ）や覚せい剤（ヒロポンなど）と同じく怖い薬物です。

甚大な被害をもたらす大麻がどのような仕組みで中毒や依存症などを起こすかについての研究や、治療薬開発の研究も進められています。しかし、私たちにとって、何よりも重要なことは大麻、シンナー、麻薬、覚せい剤などの恐ろしさを知って、それらに接近しないよう注意し、またその悪に毅然《きぜん》とした態度で立ち向かうことです。

アズキ

古くからの民間薬

お正月に、アズキ（小豆）を食べると新年の厄払いになるといわれています。鏡餅を汁粉や、ぜんざいでいただく方も多いでしょう。

アズキは汁粉やぜんざいのほか、赤飯にも用いられ、おめでたい行事に欠かせないものです。このほか、おはぎ、まんじゅう、ようかんなどにも使われ、私たちの食生活を楽しく、また豊かなものにしてくれています。

アズキは8世紀の古事記に記録があるなど、大昔、わが国へ渡来したといわれています。食用だけでなく、「赤 小豆《しゃくしょうず》」と呼ばれる生薬として漢方でも使われています。

赤小豆は抗炎症、利尿、解毒、排膿《はいのう》という薬効を持っています。赤小豆の配合されている漢方薬は「麻《ま》黄連軺《おうれんしょう》 赤小豆《しゃくしょうず》湯《とう》」です。浮腫、黄疸、皮膚病に効くことが知られています。

アズキの薬効は、カリウムを豊富に含み、サポニンという苦味物質を持っていることに起因しています。これに加え、ビタミンB1やアントシアニンという赤い色素も含み、それぞれ疲労回復、肝機能改善、糖尿病予防といった効果もあります。また、食物繊維もあるので、胃腸を健やかにし、便秘にも有効です。

このほか、アズキは母乳の分泌を促し、乳腺や肛門周囲の炎症にも作用します。煮汁は二日酔いにも効きます。さらにアズキは豆だけでなく、花を干して作った粉をのめば悪酔いを防止するともいわれています。

このように多くの働きを持つアズキは、古くから食材として、また民間薬としてさまざまな工夫が凝らされ、利用されてきました。

冷え性

血行改善で治す

寒さが厳しいこの時期、「冷え性」はとてもつらいものです。症状は体全体または手足が冷たくなるなどの不快感を伴います。現代医学では病気ではなく不定愁訴として扱っています。しかし、漢方医学では「四逆《しぎゃく》」と呼び、血行を低下させ、病気の治癒を妨げる要素の一つとして重視しています。

冷え性に関係しているのが、血流を調節する自律神経です。自律神経には血管を収縮させる交感神経と血管を拡張させる副交感神経の二つがあり、互いに相反する働きを持っています。この調節が崩れ、毛細血管の血液循環が低下し、冷え性になるのです。

例えば冷え性の一種、しもやけは寒さが原因で、手足の指先の血管が収縮します。このため血液循環が悪くなって紫色になり、痛みやかゆみが起こります。

治療には血液循環を改善することが大切で、マッサージが効果的です。また、漢方薬もよく用いられ効き目があります。一般的に処方される「当帰《とうき》芍薬散《しゃくやくさん》」や「当帰《とうき》四逆《しぎゃく》加呉《かご》茱《しゅ》萸《ゆ》生姜湯《しょうきょうとう》」は体を温めて消炎・鎮痛作用を持つ当帰（セリ科のトウキの根を干した生薬）が配合されています。

　このほか、当帰四逆加呉茱萸生姜湯には、桂枝《けいし》（クスノキ科のヤブニッケイの枝を干した生薬）も入っていて、血液循環を改善し、しもやけの予防にも役立ちます。

　なお、しもやけ治療に使用される「紫雲膏《しうんこう》」は、江戸時代に外科医の華岡青洲が考案した方剤で、当帰や紫根（ムラサキ科のムラサキの根を干した生薬）などが含まれています。当帰が血行を改善して体を温め、紫根は消炎、殺菌効果があります。ひび、あかぎれ部分に塗っても効果があります。

セリ、小松菜

早春の健康野菜

早春のこの時期、古くから日本人の心を潤し、食卓にのぼった春の七草は、セリ、ナズナ、ゴギョウ、ハコベラ、ホトケノザ、スズナ、スズシロです。

その代表格のセリは紀元前に中国の揚子江流域で栽培されたようです。わが国でも古事記や万葉集にセリが栽培されていたとの記載があります。

セリは老化を防ぎ、糖尿病、がんなどの原因となる活性酸素を取り去る成分のケルセチンを含みます。また、テルペノイドという香りの精油成分を含み、気分をリラックスさせるほか、女性を冷えや皮膚の乾燥から守って美肌にします。このほか、血圧降下作用を持つカリウムや、胃腸の健康によい食物繊維も多く含んでいます。このように私たちになじみの深いセリは古くて新しい健康食材といえるでしょう。

また、身近な早春の野菜としてコマツナ（小松菜）もあります。江戸時代にアブラナとカブの交配によって生まれた野菜で、東京の小松川が原産地です。ビタミンC、β（ベータ）カロチン、硫黄を含むアリルイソチオシアネートという成分を含み、がんや血栓を予防します。このほかに血圧を下げるカリウム、貧血によい鉄、細胞を活性化する亜鉛などのミネラルを含みます。

四季折々の野菜には日本の豊かな自然の恵みと滋養がこめられています。

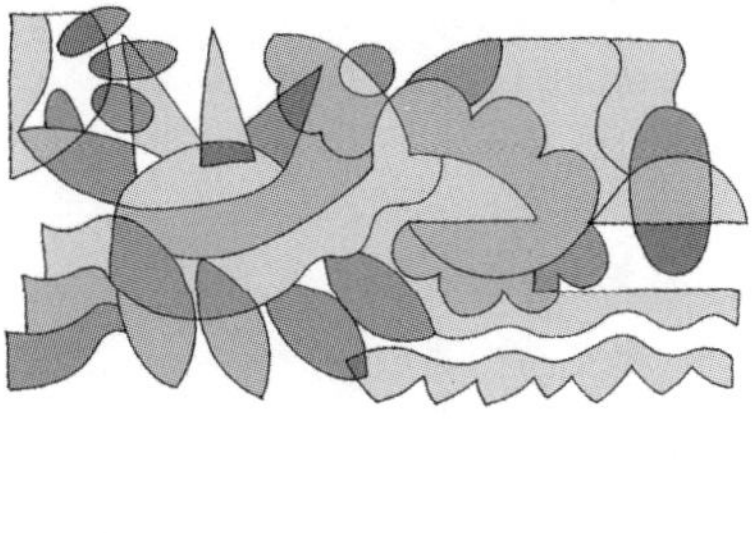

カボチャ

ビタミン類が豊か

冬至は北半球では1年で最も昼が短くなる日です。このころから寒さが厳しくなります。わが国ではこの日に、1年間の無病息災を祈って、カボチャを食べる習わしがあります。国内の主なカボチャは、日本カボチャと西洋カボチャの2種類です。日本カボチャはメキシコ原産です。安土桃山時代にカンボジアからポルトガル人の手でわが国にもたらされたことから、「カボチャ」の名前がついたようです。

一方、市場に出回っているのはほとんどが西洋カボチャで、明治時代に南米から輸入されました。ホクホクした食感と甘みに富み、栄養価の高い栗カボチャ、えびすカボチャがそれです。

カボチャはβ（ベータ）カロチン、ビタミンC、ビタミンEを豊かに含み、とくにビタミンEは野菜の中でもトップクラスです。これらの成分は抗酸化作用を持ち、がんや動脈硬化、糖尿病の予防に有効です。また、セレンというミネラルも多く、抗酸化作用をさらに高くしています。

その他、ビタミンB1やB2を多く含み、細胞を若々しくして血液循環も改善し、冷え性、風邪の予防にも有用です。食物繊維も大腸を健やかにし便秘を防いでくれます。

カボチャの種子を乾燥した生薬が、「南瓜仁《なんかにん》」です。1回に約15gを煎じて飲むと、利尿作用や寄生虫の駆除、咳止めの効果もあります。また、ヒマワリの種子と同様、カボチャの種子を煎ると香ばしく、おいしいスナックとして賞味されています。

カボチャは長期保存も可能な代表的な冬の健康食です。

黒豆

アントシアニンを多く含む

数の子、昆布巻き、田作り、黒豆の煮物は、正月のお節料理を代表するものです。

黒豆は中国原産で、5000年の栽培の歴史があるといわれ、日本には弥生時代後期に入ってきたようです。漢方薬の古典『神農本草経《しんのうほんぞうきょう》』に、「黒大豆《くろだいず》」の名前で出てきます。体の発育や強壮に薬効があると紹介されています。黒豆は、大豆と同様に栄養価が高く、レシチン、イソフラボン、ビタミン、サポニン、食物繊維といった健康成分を豊富に含んでいます。さらに黒豆は、アントシアニンという黒い色素を多く含んでいるのが特徴です。

黒豆の黒豆たるゆえんのアントシアニンは、イソフラボンと同様のポリフェノールの一種です。老化やがん、動脈硬化、高血圧、糖尿病などの生活習慣病の原因となる活性酸素を取り去る力を持っています。黒豆を食べると、体の中でアントシアニンはサポニンと協力し、体の脂肪を取ったり、血液中のコレステロールを下げたりするので、肥満や動脈硬化の予防に効果的です。またアントシアニンは、ビタミンAとともに視力に関与する物質

（ロドプシン）の生成を促進し、視力を向上させ、疲れ目にも効きます。

黒豆は食物繊維を含むので、便秘に効果があります。レシチンは脳に入って記憶改善を助けます。レシチンは、血液循環を促進してむくみをとり、血圧を下げる効果もあります。

また、黒豆は、喉の痛みや気管支炎に効果があるとして民間療法でも使われてきました。

このように黒豆は、万能といっても過言ではないヘルシーな食品です。煮物のほか、お茶としても愛用されています。

ナンテン

喉の痛みや咳に

新年を迎え、寒さが日1日と募る今日このごろ。緑の葉影に見え隠れする小さな球形の赤いナンテン（南天）に目をひかれます。

ナンテンは中国に自生する常緑樹で、わが国では主に暖かい地域に見られます。6月ごろ白い花を咲かせ、実は秋から冬に熟し赤くなります。

ナンテンの実を乾燥したものが、生薬の「南天実《なんてんじつ》」です。1日あたり5～10gを煎じて飲むと、風邪の咳止めや喘息に効いたりします。

南天実には各種アルカロイド（水に溶かすとアルカリ性を示す化合物）を含みます。そのうちドメスチンが咳止め作用を示しますが、これは喉や気管支にある神経の働きを抑えることによります。

ナンテンの葉を乾燥したものが、生薬の「南天葉《なんてんよう》」です。1日に5～10gを煎じて飲むと、食あたりや二日酔いに効き、さらに量を多くすると扁桃炎や口内炎にも効きます。このほか、喉の痛みを和らげるうがい薬にもなります。

南天葉は、民間薬としても消化不良や胃炎、やけどに用いられています。また食品（魚など）の防腐にも使われてきました。葉に抗菌成分や抗炎症成分を含むためです。お祝いで赤飯を配るとき、ナンテンの葉を添える習慣がありますが、これはナンテンの葉に含まれるナンジニンが解毒作用を持つためで、古くから伝えられる食生活の知恵といえます。

生薬としては、赤い実から作る「赤南天《あかなんてん》」より、白い実から作る「白南天《しろなんてん》」の方が一般に珍重されていますが、両者の効果に差はありません。

乾燥肌

保湿剤と食事

立春とはいえまだ寒く、乾燥する日が続きます。この時期はしもやけ、あかぎれなどの乾燥肌に悩む方が多く見られます。

体の表面を覆い外界との境となっている皮膚は、最外層の表皮、その下の真皮、さらにその下の皮下組織からなっています。表皮は角質層や基底層などから構成されますが、その大部分を占めるのが角化細胞で、基底層で生じた後、角質層に移行し、死んで角化して皮膚表面から脱落します。

皮膚は各種の重要な働きをしています。まず体温調節です。汗腺から分泌された水分が蒸発する際、熱を奪う一方、皮下脂肪は熱の放散を防いでいます。また、角質層や真皮は外から加わる力から体を守り、メラニン色素細胞は紫外線から体を守っています。このほか、毛を作る毛根細胞に連なる皮脂腺細胞が皮脂を分泌して、皮膚表面を弱酸性に保ち、化学物質や細菌・真菌の侵入から守っています。皮膚表面を滑らかにしつつ水分の蒸発を防いだりします。

皮脂腺の活動が低くて十分な皮脂が分泌されなかったり、アルカリ性の強いせっけんや洗剤、熱めのお湯で洗い過ぎたりすると、皮膚が傷付きやすくなります。このような皮膚に乾燥した空気が触れると水分が失われ、皮膚がかさかさして赤くなってきます。これが乾燥肌です。

乾燥肌の予防には、弱酸性で洗浄力の弱いせっけんで皮膚を軽く洗い、十分な水で洗い流して保湿剤を塗布します。保湿剤として、尿素、セラミド、コラーゲン、ヒアルロン酸などを含んだ各種クリームがあります。馬油（バーユ）も有効です。

このほか、ビタミンAを多く含む小松菜やニンジンを食べると皮膚細胞を活気づけるので、肌の乾燥を防ぎます。また、ビタミンEを含むカボチャや大豆は皮膚の血液循環を改善します。

かゆみが出て湿疹ができたら、皮膚科の診断・治療を受けてください。

風邪

総合感冒薬で症状緩解

2月も下旬を迎え、寒さも和らいできました。しかし、まだインフルエンザ感染も油断できませんし、風邪にかかりやすい季節でもありますので注意しましょう。

一般に風邪と呼ばれている症状は、鼻や喉の粘膜の急性な炎症で、医学では風邪症候群と呼ばれるものです。細菌や微生物の一種マイコプラズマ感染で起こる場合もありますが、8～9割はウイルスによるもので、その主なウイルスは、ライノウイルス、アデノウイルスです。

風邪の場合、このような種類のウイルスが鼻や喉の粘膜に感染し、炎症を起こし、喉の乾燥感や痛みが起こったり、鼻汁が出たりします。インフルエンザ感染による流行性感冒の症状は、初め発熱が起こり、全身の関節痛や筋肉痛、倦怠感が見られる点で異なっています。

ライノウイルス、アデノウイルスに感染した場合、有効な抗ウイルス薬はありません。

ただし、このようなウイルス感染に続く細菌（肺炎球菌など）の2次感染があるときは、抗生物質が有効となります。

風邪には総合感冒薬が用いられます。これにはアセトアミノフェンなどといった解熱鎮痛薬が含まれています。また、鼻汁、たんが出る場合は、抗ヒスタミン薬やせき止め薬などを用います。

近年は「葛根湯《かっこんとう》」や「小青竜湯《しょうせいりゅうとう》」といった漢方薬も、悪寒、鼻汁などの風邪の初期症状に使用され効果をあげています。

風邪にかかった場合、症状を和らげたり、痛みを鎮めたりする対症療法が基本となります。

風邪への対処は、インフルエンザと同様に、うがい、手洗い、マスクの着用でまず風邪にかからないことが大切です。

コーティング

飲みやすく、効きやすく

錠剤のコーティングについて。錠剤の薬効成分（主薬）の効果が、確実にかつ安全に表れるように、同時に使用者が使いやすいように、さまざまなコーテイングが施されています。

例えば糖衣錠です。苦い主薬の場合に周りを砂糖で包んで飲みやすくしています。味のほか、においや滑りやすさなどを工夫した錠剤もあります。

次に腸溶錠です。飲んだ主薬が胃の酸で壊れやすい場合、主薬を胃酸から保護する必要があります。そこで胃で溶けない高分子物質などで主薬をコーティングし、そのまま胃を通過させて小腸で溶けるよう調整して吸収させます。

また、放出をコントロールした錠剤もあります。速溶性の部分と徐放性の部分を組み合わせたもので、例えば外層は普通の糖衣が施され、内層は小腸で徐々に主薬を放出する錠剤です。こうすると1日3回服用する必要があったものが、1日1回の服用で済ませることも可能になります。1日3回服用でも1回服用でも同様の薬効が期待できます。

近年、活発に研究されているのがＤＤＳ（薬物運搬システム）です。主薬の有効性を高める一方、副作用を減少させるため、薬剤を作用させたい器官や細胞に効率よく運ぶように工夫を凝らす技術です。

ＤＤＳの中でより厳密に精度を上げることを標的化（ターゲッティング）と呼びます。主薬の作用する器官や組織になじみやすい性質を持つ運搬物質（キャリアー）を薬に結び付けたり、包み込んだりします。

キャリアーとしては、リポソーム（脂質の微粒子）、抗体、ホルモンなどが使われています。抗がん剤のＤＤＳで、薬剤をがん組織に選択的に運べるようにキャリアーをつけた薬剤が実用化されています。

人それぞれ

個別化医療

一人ひとり、顔かたちや体形が異なるように、同じ薬でもその薬効の出方には個人差があり、ある人にはよく効いても他の人に効かなかったりします。この差には、年齢や性、病態、生活習慣とともに遺伝子が関わっています。

薬の効き方に大きく影響する生体内の因子として、①薬を分解して効かなくする薬物代謝酵素（肝臓に主にある）②薬を吸収、排泄する薬物運搬体（トランスポーター）③薬が結合して作用を起こさせる部位（受容体という）――があります。これらはいずれもタンパク質で、遺伝子の持つ情報に従って体内で作られます。2003年にヒトゲノムの解読完了宣言が出され、人の遺伝子の99・9％は同じであるが、残り0・1％の遺伝子の違いによって個人差が生じるといわれています。実際、ある種の薬の効き方に関連する遺伝子が変化している人が見つかっています。このような人では、薬の代謝・吸収・排泄が強かったり弱かったりいろいろな場合があることになります。しかし、このことは、薬を飲む前に、患者にその薬が適切か、またどれぐらいの量を、どのように服用するのがよいのかなどが予測可能であることを意味します。そうできれば、確実にまた安全に病気を治療することができるわけです。

近年、「テーラーメイド医療」、「個別化医療」ということをよく耳にします。これは、患者一人ひとりの体質や病気をよく検査・考慮して、それぞれの患者に最適の医療、薬物治療を行うことです。特に適正な薬物治療の実施には、患者の遺伝子を調べることが重要視されています。

多数の薬が治療に使用され、次々と新薬ができている現状です。薬によっては薬効、副作用に遺伝子変異がかかわることから、今後の研究の一層の進展が期待されます。

ニンジン

生活習慣病予防のエース

ウサギは、古来五穀豊穣の象徴とされてきました。そのウサギの好物であるニンジンは大根、ゴボウ、イモ類など健康によい根菜類の代表格といえるでしょう。正月には、ニンジン、大根の紅白なますがめでたいおせち料理に彩を添えています。

ニンジンは生活習慣病予防のエースです。老化を早め、がんや動脈硬化の原因となる活性酸素を消去するβカロテンの含有量が野菜の中で飛びぬけて多いからです。

βカロテンよりも抗酸化力の強いαカロテンも多く含んでいます。リコピンやアントシアニン、ビタミンCも含み、それらは活性酸素消去に役立っています。

βカロテンは体の中でビタミンAとなって白血球を増やして免疫力を高めます。その結果、皮膚を強くして肌を美しくしたり、粘膜に活力を与え、風邪などの感染症にかかりにくくします。

ニンジンの食物繊維は大腸の健康に、またカリウムは高血圧予防によいものです。

薬用としてのニンジンは、朝鮮ニンジンとか高麗ニンジンと呼ばれる生薬の王様です。オタネニンジンの根を軽く湯通ししたものです。サポニンを含み、強壮作用や抗糖尿病作用、記憶改善作用を持っています。「十全大補湯《じゅうぜんたいほとう》」や「小柴胡湯《しょうさいことう》」などの漢方薬にも含まれます。

ニンジンジュース、ポトフなどの煮込み料理、ゴボウと炒めたキンピラ、サラダ、酢の物、ニンジンケーキなど、ニンジンは多彩な形で私たちの健康を守り、食生活を豊かにしています。

貧血

体を守り支える赤血球

1月の第2月曜日は成人の日です。この日を中心に1月と2月の2カ月間は、厚生労働省や日本赤十字社が主催する「はたちの献血キャンペーン」が実施されています。血液は全身をめぐり、酸素や栄養分を補給し、二酸化炭素や老廃物を取り去る役目があります。病原微生物が襲ってきたとき、これを排除して体を守る働きもあります。大切な血液が、けがをしたとき失われないように出血を抑える凝固の仕組みも備わっています。

血液を構成する代表的な細胞は赤血球です。そこに含まれるヘモグロビンは酸素と二酸化炭素を運ぶ働きを担っています。赤血球が異常に減少する病気が貧血です。

貧血はさまざまな原因で起こります。まず、赤血球の材料になる鉄やビタミンの摂取不足から起きる「鉄欠乏性貧血」や「悪性貧血」があげられます。また、赤血球を作る骨髄の働きの低下が原因となる「再生不良性貧血」があります。出血で起きる貧血、赤血球の破壊で起きる「溶血性貧血」というのもあります。

鉄欠乏性貧血では鉄剤を内服しますが、悪心、嘔吐などが出る場合、「注射鉄剤」を使用します。この場合、アナフィラクシーショックに注意します。鉄剤服用時にビタミンCを併用すると、鉄の消化管吸収が増します。一方、緑茶で鉄剤を服用すると消化管吸収が抑えられるので注意しましょう。

悪性貧血では、ビタミンB12を注射したり葉酸製剤を服用します。

再生不良性貧血は難治性で、ウイルス、放射線、ある種の医薬品、有機溶媒（シンナーなど）により発症します。軽症～やや重症では赤血球や血小板を輸血したり、免疫抑制剤投与や骨髄移植が行われます。

溶血性貧血ではステロイド剤が用いられます。

白血球

異物や細菌を取り除く

今回は白血球の働きと異常、治療薬についてお話しします。

白血球は、体内に侵入した異物や細菌を取り除く働きをしています。骨髄中で作られ、成熟して血液中に出てくるのが正常ですが、骨髄中で未成熟のまま無秩序に増殖することがあります。未成熟な白血球は、白血球本来の働きをしないので、正常な造血を妨げてしまいます。また、増殖した未成熟な白血球は、骨髄から血液中にあふれ出て全身の臓器を傷めてしまいます。これが白血病です。

血液中の白血球がほとんど未成熟な場合は急性白血病で重篤ですが、逆に未成熟なものが少ない場合は慢性白血病で症状は穏やかです。急性白血病の場合、メルカプトプリンなどの強力な各種抗がん剤で白血病細胞を死滅させます。慢性白血病の場合、イマチニブとかフルダラビンでいずれも白血病細胞の増殖を抑えます。リンパ腫には、リンパ節に原発するホジキン病とリンパ節のほか、消化管などにも原発する非ホジキン病があり、ダウノルビシンなどが用いられます。

白血球が異常に減少するのが白血球減少症です。抗がん剤の副作用により、白血球が減少した場合は原因薬物の投与を中止し、感染を防止するため抗生物質を使用し、白血球を増加させるためコロニー刺激因子を使います。エイズやB型肝炎のときも血液中のリンパ球が減少しますが、原因ウイルスを取り除く治療が必要です。

以前に比べ、白血病の化学療法が格段に進歩し、完治する例が増加しています。「一個残らず死滅させる」という理念に沿った治療により早期に全快させせます。

血液凝固

血小板と凝固因子

今回は血液凝固のお話しです。凝固が起こらないと、けがをしたとき出血が止まらず多量に血液を失ったり、また関節や消化管などで内出血することになります。一方、凝固が強すぎると、血栓によって血液の流れが滞り、心筋梗塞や脳梗塞の原因になります。

血管が損傷を受けると、血液中の血小板という小さな細胞が損傷箇所に集まってきて傷口をふさぎ、出血を抑えます。さらに血液中には凝固に関わる12種の因子（タンパク質）があって、これらが次々と反応して最終的にフィブリンという不溶性のタンパク質を作り、凝固を完成させます。

血小板の数や働きが減少すると出血傾向が現れます。ウイルスや細菌感染後に生成される抗体により血小板が壊れてしまい凝固できなくなる紫斑病では、体のあちこちで出血が起こり、体表面が紫色になります。これには免疫を抑えるプレドニゾロンを服用します。

解熱性鎮痛薬アスピリンの副作用で血小板の凝集が低下して出血する場合、アスピリンの使用を控えます。

血小板の働きが遺伝的に低下する血小板無力症やフォンヴィルブランド病のほか、凝固因子が遺伝的に欠乏するため出血する疾患である血友病では、欠損する凝固因子そのものを薬剤で補充します。

逆に、凝固反応が強くなると血栓が形成されやすくなり、血管の閉塞を起こして腎臓、肺、脳などの機能不全が発生します。この場合は、凝固を抑えたり、血栓を溶かす薬剤が用いられます。各種凝固因子は肝臓内でビタミンKに依存して生成されます。凝固が強い場合は、ビタミンKの作用を抑えて抗凝固を促進するワルファリンも使用されます。ただし、ワルファリンは、各種薬剤と併用すると分解が影響され重篤な副作用（内出血、皮膚壊死、肝臓障害）が出やすいため注意が必要です。

長井長義

日本の近代薬学の開祖

晩秋から冬へ移ろう空に、はけで刷いたように美しく描かれる白いすじ雲。この時期はほんわかと暖かい小春日和と厳しい冷え込みの差が大きく、体が対応できずに風邪をひくことがあります。このような季節の変わり目には、喘息の発作が起こりやすくなります。

喘息は、アレルギーなどにより気管支が炎症を起こし、気道が狭くなるために起こる病気です。息苦しさや連続して起こる咳などの症状が特徴です。この症状を鎮め、改善する気管支拡張剤の開発に貢献したのが、「日本薬学の開祖」といわれる長井長義《ながよし》です。

長井は、四国の阿波藩に代々仕える典医の家に生まれ、小さい頃から、漢方医である父の琳章《りんしょう》から、医薬の教育を受けていました。1871（明治4）年に「第1回国費留学生」に選ばれ、医学を学ぶためドイツに留学しました（ベルリン大学で実際には、化学、薬学を研究）。

帰国後の1885年に薬草の「麻黄《まおう》」から、気管支拡張作用を持つ成分を突き止め、分離精製に成功しました。この成分は、麻黄の英語名「エフェドラ」にちなみ、「エフェドリン」と命名され、古来、体験的に用いられてきた麻黄の効能が化学的に初めて立証されることとなりました。現在も、世界に知られる薬効成分として医療に使われています。

長井は、漢方、西洋医学、薬学を基盤に据え、医薬品の大幅な品質向上、薬剤師育成、富山薬学専門学校（現富山大学薬学部）など薬学専門学校の国立化を図り、わが国の薬学を大きく進展させました。その功績から日本薬学会の初代会頭に就任しました。

漢方で医学を学んだ長井が大切にしていたことは、食物の重要性です。漢方三大古典といえば、「神農本草経《しんのうほんぞうけい》」、「傷寒雑病論《しょうかんざつびょうろん》」、「黄帝内経《こうていだいけい》」ですが、この黄帝内経に、「薬は病をしりぞけ、食物は病を随《したが》えて治す」とあります。喘息治療本来の目的は、薬で症状を鎮め、再発しない体質に改善することです。胃腸を丈夫にして、食物の栄養分で体力、免疫力を高めることが重要になります。

喘息治療薬の道を開いた長井長義のこの信念は、夫人テレーゼの献身的、積極的な協力で支えられました。夫人は大学で食物の栄養価と健康に関する講義を担当し、食育活動に尽力しました。

ヤマノイモ

薬用食用にすぐれた根菜

緑深い林の中や山道沿いの木に巻きついて、のびていくツル性多年草のヤマノイモ（山の芋）。地下にできる長い根（芋）が、別名「自然薯《じねんじょ》」と呼ばれ、晩秋から冬に採集される山菜です。

夏から秋に、連なるように咲く小さな白い花と葉の脇につく楕円形のコロコロとした茶色の「零余子《むかご》」という珠芽《しゅが》が、ヤマノイモの目印になります。そして、ハート型の葉が秋の紅葉に先立って黄色に色づくころに、野山での芋堀りシーズンが始まります。

ヤマノイモには、わが国で古くから自生している天然種と中国から渡来し、根菜類として野菜コーナーで売られているナガイモ、ヤマトイモ、イチョウイモなど一般に「山芋《やまいも》」と呼ばれている栽培種があります。

ヤマノイモも山芋も、土の養分をたっぷり蓄え、栄養価が高く「山のうなぎ」とも呼ばれる滋養強壮に優れた食材として、とろろ汁、煮物、揚げ物、和菓子の材料にと広く利用されています。皮をむいたときのヌルヌルした成分は水溶性食物繊維のムチンです。胃の粘膜を保護して潰瘍を予防し、細胞を活性化させ老化を遅らせます。その他、コレステロールや糖分の吸収を抑える作用もあり、血糖値を下げたり、糖尿病や高脂血症を防ぐ効果も期待できます。主成分の炭水化物はエネルギー源となります。消化酵素のアミラーゼやジアスターゼも豊富に含まれ、消化吸収を助ける一方、免疫力を高めます。また、それらの酵素が肺や腎臓の働きを強める効果も認められているので、寒い冬に向かうこの時期、風邪への抵抗力をつける最適な食物ともいえるでしょう。

食用だけではなく、漢方薬の材料にも使われています。イモの皮をむいて乾燥したものを「山薬《さんやく》」といい、全身のあらゆる疾患に効能をもつ生薬の一つとして重用されています。白内障、高血圧、低血圧、前立腺肥大、腰痛をはじめ、さまざまな症状の治療、緩和に使われる「八味地黄丸《はちみじおうがん》」などに配合されます。八味地黄丸は、あまり体力がなく疲れやすい人には効果的ですが、元気バリバリの人には適していません。

ツルをゆするとポロポロとこぼれ落ちてくる零余子は、翌年の苗となります。拾い集めてつくる「零余子ご飯」や「塩ゆで」は、季節を感じる食べ物となり、山遊びの味がします。ヤマノイモには、こんな楽しい「おまけ」がついてきます。

お屠蘇

正月の薬酒

正月のお祝いに欠かせないのが、無病息災と長寿の願いがこめられた「お節料理」と「お屠蘇」です。お屠蘇は、数種類の生薬を合わせた「屠蘇散」を酒やみりんに浸して作る薬酒です。

お屠蘇は、「邪気を屠《ほふ》り、魂を蘇《よみがえ》らせる」とされ、その名がつきました。伝統的な祝いの膳に並ぶもので、朱塗りの漆器やガラス製の華やいだ酒器に入れられて出てきます。中国の三国時代の魏《ぎ》が生んだ名医、華佗《かだ》が創製した「延寿《えんじゅ》屠蘇散」が始まりといわれます。

その処方が中国・明時代の薬物書「本草綱目《ほんぞうこうもく》」に記されているそうです。この書物は李《り》時珍《じちん》が1578年に書き上げたものです。約1900種の薬物や各地の民間療法に使われている薬草を収録し、その使い方についてもきめ細かく分類して解説しています。わが国には江戸時代初期に伝えられました。以来、漢方医学、薬学の基本文献として重用され、後世に多大な影響を与え、長く、本草の典範とされています。

「屠蘇散」に配合される生薬は、山椒《さんしょ》の実、肉桂（シナモン）の樹皮、桔梗《ききょう》の根、セリ科ボウフウの根、キク科オケラの根、ミカンの皮を干した陳皮《ちんぴ》などです。いずれも香りがよく、ほのかな苦味とすっきりした清涼感があり、穏やかな作用を表します。これらの生薬は、胃腸をいたわる一方、体内の水分調節を行ったり、免疫力を向上させたりします。また、解熱、鎮痛、咳や痰を鎮めるなど、さまざまな効能もあります。

お屠蘇を飲むことは、平安時代に唐から来た蘇明《そめい》によって伝えられたといわれています。これが宮中で正月の儀式となり、次第に民間に広まったということです。杯から杯へと受け継がれるお屠蘇の習慣は、人と人との絆を深める大切な行事の一つとなりました。

風邪ウイルス

心身の抵抗力を高めて

現在の暦では1月20日頃が二十四節気の「大寒」になります。寒さ厳しい日々ですが、冬も節電が呼びかけられています。環境省が提唱する室内の暖房設定温度は20度です。

節電の影響で懸念されるのが、低い室温での体調管理です。風邪の原因の大半を占めるウイルスは、低温、低湿度を好むので、風邪予防のためには、例えば室温を20度に設定した場合は、湿度を60％前後に保つようにした方が良いでしょう。

環境だけでなく、ウイルスを体内に入れないことも重要です。口、鼻、皮膚が主な感染経路なので、こまめに手洗い、うがいを励行することです。水分をたっぷり補給することが、入ってしまったウイルスを体内から排出することにも役立ちます。

風邪の症状は、寒気、喉の痛み、鼻水、体のだるさから始まります。少し進むと、頭痛、発熱、咳、痰のほか、筋肉痛や関節痛を伴うのが一般的です。その他、おなかの風邪（胃腸風邪）のノロウイルスの仲間に感染すると、嘔吐や下痢を起こします。

風邪の根本治療薬はありません。解熱鎮痛剤や抗ヒスタミン剤は風邪の症状を緩和するものです。抗生物質は、呼吸器系への細菌二次感染を防ぐもので、ウイルスには無効です。市販の風邪薬はそれぞれの症状に合わせて製剤されていますが、別に常用している薬がある場合は、両者の飲み合わせに問題がないか、薬剤師に相談しましょう。

漢方では、「風邪は気力が低下したときにかかる」と考えます。日常生活で気が張っているときは大丈夫だったのに、ホッと一息ついたとたんに風邪をひいてしまったということがよくあります。

わたしたちは緊張しているときは交感神経が働いて体が温まっているので、風邪をひきにくいのです。交感神経と副交感神経からなる自律神経は、体調に深く関わっています。風邪のひき始めに、体を温めてくれる漢方薬が「葛根湯《かっこんとう》」です。

風邪予防には過労を避け、体力と免疫力を高める食生活とストレスに負けない精神力を強めることを日ごろから心掛けることが大切です。しかし、心や体が疲れて「風邪かな?」と感じたら、早めに対処しましょう。それが、風邪を長引かせず、こじらせないなによりの対策です。

牡蠣

健胃・鎮静の海のミルク

春は名のみの風の寒さや（早春賦）、と歌われる季節です。冬空から冷たい氷雨や雪が舞い降りる日もあります。

この時期、厳寒の海では養殖の牡蠣《かき》が、いかだに下がるロープにびっしりと付着します。一つ一つ丹精こめて育てられ、ふっくらと大きくなり、豊かな栄養分やグルタミン酸、グリシン、アラニンなどのうま味成分が増し、味わいが一段と深くなります。

牡蠣はこのほか、エネルギー源となって体に活力をもたらすグリコーゲン、肝機能を強めるベタイン、良質のタンパク質、各種ビタミン、体の機能を調整するカリウム、カルシウム、鉄、銅、亜鉛、ヨードといったミネラルをバランスよく含んでいます。

栄養価が高く「海のミルク」と呼ばれ、疲労回復、貧血予防、網膜機能の向上、味覚障害の予防、改善、細胞の老化防止などさまざまな働きがあります。

生牡蠣から栄養成分を抽出し、濃縮、乾燥させたものが「牡蠣肉エキス」です。全身のあらゆる器官や組織に必要不可欠な亜鉛、心機能や肝機能を強め、コレステロール、中性脂肪を低下させるタウリンが多く、高血圧、心臓、肝臓疾患改善に用いられています。

牡蠣の殻を焼いて砕き粉末にしたものが、生薬の「牡蠣《ぼれい》」です。解熱、鎮痛、健胃効果があり、中国最古の薬物書「神農本草経《しんのうほんぞうけい》」には、「上品《じょうほん》」として収載されています。炭酸カルシウム、リン酸カルシウムが主成分で、健胃、鎮静作用があり、代表的な精神安定剤「安神薬《あんじんやく》」として、多くの薬に配合されています。

神経性胃炎の治療薬「安中散《あんちゅうさん》」もその一つです。また、ストレスからくるイライラ、不眠、動悸、不安感、肩こり、高血圧の治療薬で、体力のある人に効く「柴胡加竜骨牡蠣湯《さいこかりゅうこつぼれいとう》」や、体力があまりないひとに処方される「桂枝加竜骨牡蠣湯《けいしかりゅうこつぼれいとう》」などがあります。

中国では2千年前から、牡蠣が胃酸過多やストレスを抑える薬として使われてきました。いつの時代にも心を悩ますことは尽きないものです。特に現代は、「ストレス社会」といわれています。心と体の免疫力を高める食生活を心がけることが大切です。

椿

花・葉・種子が薬用

空から舞い降りる雪が雨にかわり、寒さが少しずつゆるみ始めるころを二十四節気では「雨水《うすい》」といい、今の暦ではだいたい2月19日頃に当たります。冬の間、かたく凍っていた土が雨を受けて潤うこの時期は、古来より農耕を始める準備の時とされてきました。また、この日にひな人形を飾るという風流な習わしもあります。

11月から3月中ごろまでの長い冬に紅色の花を咲かせる椿は、ツバキ科の常緑樹で、濃い緑色の葉には照り返すような光沢があり、艶やかな葉の木「艶葉木《つやばき》」が転じて「椿」となりました。

開き始めた花を採取して陰干しにしたものを、生薬で「山茶《さんちゃ》」といいます。抗酸化力の強い色素成分のアントシアニンやバラの甘く高貴な香りとなる芳香成分ユゲノールが含まれます。鎮静、鎮痛、血行促進、強壮、健胃、抗感染作用があります。また、細かく刻み煎じたものを滋養強壮、健胃、整腸効果や便通を整える健康茶として用います。

深緑色の新鮮な葉には、抗炎症、抗酸化作用の強い渋味、苦味成分のタンニンや葉緑素のクロロフィルが豊富です。生の葉をすりつぶして、軽いやけどや切り傷、擦り傷、おできなどの患部に塗布する外用薬としても利用されます。

初冬に採取した種子を乾燥させて搾り取る「椿油」は、健康効果の高い食用油である一方、頭髪や肌に使う化粧品や軟膏の基礎剤として使われたり、灯火用、精密機械油などにも広く用いられています。

粘着性が少なく、酸化しにくい良質の植物油脂で、主な成分として、人の皮脂に最も近いといわれるオレイン酸や殺菌効果をもつサポニンが含まれ、皮膚への浸透性が高く、頭皮、毛髪、肌の乾燥を防ぎ、ハリをあたえ若さと健康を保ちます。

また、オレイン酸の抗酸化作用は、悪玉コレステロールだけを減らす働きがあり、動脈硬化、心臓病、高血圧などの生活習慣病予防の効果が期待されます。

人と椿の関係は古く、縄文時代の遺跡から食用とされたドングリ、クルミなどとともに、椿の種子が出土しているとのことです。

厳しい冬の寒さの中で、凛として咲く椿の美しさに、たくましい生命力とあたたかさが感じられます。

野村　靖幸〔のむらやすゆき〕
現職：久留米大学医学部客員教授、九州大学医学部共同研究員、北海道大学名誉教授
専門：薬理学、神経化学
経歴：〈昭和40年〉京都大学薬学部卒業、〈昭和45年〉京都大学大学院薬学研究科単位取得、薬学博士、〈昭和47年〉広島大学医学部薬学科助教授、〈昭和59年〉富山医科薬科大学和漢薬研究所教授、〈昭和62年〉北海道大学薬学部教授、〈平成13年〉北海道大学薬学部長、〈平成17年〉独立行政法人医薬基盤研究所理事、〈平成18年〉横浜薬科大学薬学部長・教授
学会：〈平成13年〉米国薬理学会学術誌編集顧問、〈平成19年〉日本薬理学会名誉会員、〈平成23年〉日本神経精神薬理学会名誉会員、〈平成23年〉和漢医薬学会名誉会員、〈平成23年〉日本ＮＯ学会名誉会員、〈平成24年〉日本薬学会名誉会員、〈平成25年〉日本神経化学会名誉会員
受賞：日本薬学会奨励賞、ヒスタミンレセプター賞、日本薬学会賞
著書：薬物作用と生体膜（共著、南江堂）、機能形態学（共著、化学同人）、漢方医療薬学の基礎（共著、廣川書店）、The Senescence Accelerated Mouse : An Animal Model of Scenescence（共著、Elsevier）等

くすりと健康～春夏秋冬～

2013年10月1日　発行

著者　野村靖幸
発行　株式会社　薬事日報社
〒101-8648 東京都千代田区神田和泉町１番地
電話　03-3862-2141
印刷　富士リプロ株式会社
表紙デザイン・イラスト　Atelier Z 高橋文雄

ISBN978-4-8408-1250-4